Causeries sur l'Hygiène Alimentaire

# BONNE SANTÉ!

et

# VIVRE

# TOUJOURS JEUNE ?



**Vouloir c'est pouvoir**

Prix : 1 franc

# PRÉFACE

*L'auteur, après avoir souffert ce que, humainement, on peut souffrir, après avoir fait connaissance avec toutes les niaiseries, toutes les turpitudes de la science médicale, se trouvant remis dans la bonne voie, d'une façon simple, à la portée de tous, sans frais d'aucune sorte ; a non seulement acquis une bonne santé, mais aussi une force morale et physique au-delà de tout ce qu'il pouvait espérer.*

*Puisse-t-il, en publiant ces quelques lignes, avoir la certitude de voir entrer dans la demeure de ceux qui souffrent, avec un rayon de soleil une parole de consolation ; puisse-t-il leur dire :* « Tout espoir n'est pas perdu ! »

*Malgré toutes les preuves qu'il met sous les yeux du lecteur, il se trouvera des individus à qui le seul mot* **sobriété** *communiquera un spasme qui leur fera hausser les épaules.*

*Songez donc ! Ils possèdent une santé si parfaite, mais si trompeuse, qu'au moindre bobo ils rampent à terre et invoquent le secours du sorcier qui lui, n'y peut rien !*

*Faisons donc la part du feu :*

*Il s'estimera suffisamment récompensé de son effort, lorsqu'il verra que la voix de la vérité et du bon sens a été entendue par ceux qui souffrent et aussi par les humbles ; les deux passent trop souvent à côté du vrai et du bonheur qu'ils ont sous la main sans s'y arrêter.*

*Il se trouvera satisfait d'avoir été jugé en bien ou en mal par ceux qui comprennent et savent raisonner.*

Louis DANGÉ

A. et M.
Angers 83-86.

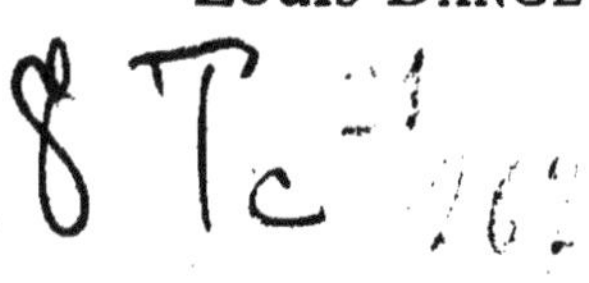

## PREMIÈRE PARTIE

# *I. – Pourquoi êtes-vous malade ?*

Vous vous intoxiquez journellement par une alimentation contraire aux lois de la nature.

Résultat : — La *souffrance* et la *maladie*. Vous luttez tous les jours pour conserver une santé incertaine et chancelante ; si vous demandez un remède à la Science : Elle vous empoisonne. Vous arrivez à vivre dans un perpétuel état d'infection morale et physique et vous mourez à un âge qui ne devrait être que votre première jeunesse.

Le savant Metchnikoff de l'Institut Pasteur écrit à ce sujet :

« Ceux d'entre nous qui vivent le plus longtemps « meurent trop jeunes. Nous partons à regret, avec « la soif de vivre encore ; tandis que si nous épui- « sions notre pouvoir réel de persistance nous se- « rions pareils au convive qui volontiers quitte la « table parce qu'il est rassasié. Comme les vieillards « fabuleux de la Genèse, nous devrions vivre deux « cents ans. »

Ces quelques lignes se trouvent confirmées par la biologie qui nous enseigne que chez l'homme, ainsi que chez les animaux, la durée de la vie est de cinq à six fois le temps de leur croissance ; avec une moyenne de 25 ans nous devrions atteindre normalement 150 ans et la limite extrême 200 ans.

Examinons ce qui se passe dans la vie :

Des exemples viennent confirmer la règle énoncée ci-dessus, et au lieu d'être des exceptions, ils devraient former une généralité. Prenons le cas de Thomas Parr, qui à l'âge de cent vingt ans, s'était remarié à une veuve, faisait encore des années après tout le travail de sa maison et même battait son blé. Il avait vu dix souverains se succéder au trône d'Angleterre. Sa longévité extraordinaire ayant fait parler de lui, Charles I fut curieux de connaître le plus âgé de ses sujets, il vint, monté sur un âne, à la cour royale. Là il fut comblé d'honneurs ; et cependant, plaignons le sort de Thomas Parr : il fut si bien traité, que, ayant mangé et bu dans un repas de nuit plus que de coutume, il mourut d'indigestion. Il avait cent cinquante deux ans et neuf mois. Son corps repose aujourd'hui, dédommagement tardif parmi les sépultures royales d'Angleterre (1).

Ce fut d'ailleurs le médecin du roi, le célèbre Harvey, en personne, qui fut chargé de l'autopsie du vieillard. Harvey trouva les viscères absolument sains, le cerveau un peu plus dur que normalement et il fit cette remarque que les cartilages des côtes n'étaient pas encore ossifiés. On peut donc dire, et c'est l'opinion de beaucoup de savants que Thomas Parr n'est pas mort de vieillesse, mais bien qu'il est mort d'accident.

(1) Longévité. — H. Collière.

« Autres exemples : et ce Norvégien, Draakenberg, qui mourut à 146 ans ; à 130 ans, il faisait la cour à une jeune paysanne pour l'épouser.

« Sur les registres de l'église St-Léonard, on lit un acte de naissance et un acte de décès : Thomas Carn, né le 28 janvier 1588, mort en 1796. Il a donc atteint 208 ans. »

Nous verrons plus loin les causes de cette longévité, et comment fut mis à profit l'enseignement qui aurait dû en découler tout naturellement.

En France, la statistique nous apprend que dans notre pays 30 pour cent de la population mâle n'atteignent pas l'âge de 20 ans ; 20 centièmes ne sont pas aptes au service militaire, soit déjà 50 pour cent de déchet. Nouvel arrêt vers 40 ans et nous arrivons entre 60 et 70 ans en véritables vieillards impotents qui n'attendent que d'être délivrés d'une vie toute de douleur.

A ce moment nous devrions finir notre première jeunesse.

A quoi donc attribuer cette anomalie de l'existence humaine ? Nous hâtons notre fin en nous empoisonnant sans le savoir ; nous nous suicidons par ignorance.

L'homme est né pour être *Frugivore*.

Le progrès l'a rendu carnivore ; devant donner un résultat positif, ce progrès n'est pas avantageux ; car le résultat obtenu est négatif et diamétralement opposé à ce que nous attendons de lui.

L'être humain lutte tous les jours pour le droit à la vie ; il travaille, il peine, ses pensées sont concentrées vers un même but, et il emploie une partie de son labeur et de son intelligence contre lui-même.

Toutes les souffrances, toutes les maladies ont leur même point de départ et proviennent d'une erreur dans l'alimentation.

Le dernier cri du progrès alimentaire dans toutes les classes de la société n'a-t-il pas été « de la viande et rien que de la viande ».

Jetons un coup d'œil sur la table de l'ouvrier ainsi que sur celle du riche, nous constatons toujours cet engouement pour la victuaille carnée accompagnée de sauces épicées et de boissons fermentées et alcooliques.

Mais cette viande vers laquelle se tournent toutes les espérances gastronomiques produisant une véritable curée, doit renfermer le maximum alimentaire qu'on est en droit d'exiger d'elle, eu égard à son prix élevé : Elle doit posséder toutes ces vertus curatives dans lesquelles nos médecins ont mis toute leur confiance et l'espoir de leurs malades. Eh bien, non ! Elle ne nourrit presque pas. Elle renferme des poisons, même quand elle est fraîche, et à plus forte raison, se putréfiant très vite, les dérivés de la digestion carnée engendre d'autres poisons.

En plus, elle surmène inutilement nos organes digestifs et elle est privée de substances hydrocarbonées, véritables productrices de force.

Les chiffres ci-après vont nous montrer, comparativement à d'autres donnés dans la deuxième partie, l'erreur de croire que la viande est un aliment de force par excellence.

Nous pouvons très facilement nous rendre compte de ce que produisent 100 grammes de viande pour constituer les différents éléments qui participent à l'entretien de notre corps.

| 100 grammes des aliments ci-après renferment en grammes | Eau | Albumine | Corps gras | Hydrate de carbone | Sels minéraux |
|---|---|---|---|---|---|
| Viande de bœuf . . . | 72.00 | 20.00 | 5.00 | 0.40 | 1.10 |
| Viande de volaille . . | 76.22 | 19.72 | 1.42 | 1.27 | 1,37 |
| Viande de poisson de mer. | 80.97 | 17.07 | 0.34 | » » | 1.64 |
| Œuf. . . . . . . . . . | 73.67 | 12.55 | 12.11 | 0.55 | 1.12 |

Vous me direz : « Pourquoi donc connaître tous ces chiffres ? »

Une seule pensée nous préoccupe à satisfaire : celle de manger. Et ma foi, le jour où éprouvant une douleur, en un mot, si la maladie se déclare, la science médicale est là, et nous n'avons qu'à frapper à la porte du Temple d'Esculape pour faire connaissance, contre espèces monnayantes, avec tous les progrès, tous les travaux que le génie du XXe siècle a pu enfanter.

Dans l'industrie, pour ne parler que de cette branche de l'activité humaine, les merveilles se sont succédées, et nous passons sans transition du sous-marin à l'aéroplane et du phonographe à la télégraphie sans fil.

Ayons donc confiance en notre sort et voyons ce

que nous allons faire pour infuser un sang nouveau, remettre la machine en marche et continuer une étape interrompue par la maladie.

D'abord, pour atténuer les funestes effets de tous les toxiques, pour reposer et remettre en état les organes fatigués, nous voyons cette chose inouie, bizarre, incompréhensible, phénoménale :

Ajouter d'autres toxiques.

Nous savons tous que l'enthousiasme poussé presque jusqu'à la frénésie pour la suralimentation par la viande crue, commence à se refroidir aussi bien dans les sanatorium que chez les malades.

C'est une grave erreur de faire abus de nourriture avec la conviction de se défendre de la faiblesse.

Combien de malades furent soumis successivement au régime de la viande de bœuf, de celle du mouton, puis à celui de la chair de cheval, et étaient sur le point de s'expatrier, toujours sur ordonnance, pour s'en aller manger du chameau cru, dans les contrées où ce ruminant est comestible.

Je lis sur certaines de ces ordonnances que j'ai sous les yeux ce qui montre bien la mentalité de ces guérisseurs :

*Prendre chaque jour en deux fois, 200 grammes de mouton cru râpé ;*

*Une autre : Presser 300 grammesde viande de bœuf et en boire le jus ;*

*Une troisième : Manger une cervelle de mouton, à défaut, une cervelle de porc.*

On enfermait les tuberculeux dans les sanatorium et là, on les gavait d'une nourriture qui ne contient presque pas d'hydrates de carbone, source de force et d'énergie, mais qui en revanche, contient des poisons. Et cette nourriture figure au premier rang parmi les substances qui abrègent la vie humaine.

Chez eux, ces malheureux subissaient la même torture ; écœurés, mais possédant encore l'espérance que tout être humain a en lui, ils se soumettaient à cet empoisonnement et souffraient doublement.

Songez qu'on avait découvert dans cette viande crue, dans ces cervelles de brebis et de porc, une quantité infinitésimale d'acide phosphorique et tous, en véritables moutons de Panurge, sans se rendre compte des funestes effets que pouvait occasionner cette suralimentation, ils en ordonnaient à leurs malades.

Que doit donc penser de nos jours, ce dieu de la Mythologie (1) qui, non content de guérir les malades ! ! ressuscitait les morts ! ! ! Il est vrai que Jupiter, irrité de ne pas le voir plus « Fin de siècle » le foudroya sur la prière de Pluton, dieu des enfers, lequel voyait avec déplaisir son empire courir les risques de devenir désert. Heureusement qu'il s'est trouvé, au milieu de cette coupable erreur que payaient de leur santé, et souvent de leur vie, ceux qui en étaient victimes, des hommes que leur science, leur dévouement, leur intégrité placent au-dessus de tout soupçon et se trouvent en dehors de toutes ces compromissions, de ces mensonges et de cette fourberie.

(1) Esculape, dieu de la médecine.

Dès 1905, le docteur G. Petit, à l'époque, médecin en chef du dispensaire antituberculeux du XIe arrondissement de Paris, jetait un cri d'alarme, et dans une conférence faite par lui, il fit observer que l'alimentation par la viande crue donne un résultat contraire à celui que l'on veut obtenir et qu'il exprime par cette phrase paradoxale en apparence : « *Plus le tuberculeux se suralimente, plus il se dénourrit.* » On arrive à créer un état de maladie, et ce qui est encore pis, à aggraver celle qui existe déjà. On oublie ce sage précepte qui consisterait à considérer l'estomac comme une arche sainte que l'on devrait entourer de soins pieux.

Même en état de santé, la suralimentation est un leurre et ne donne que des résultats négatifs.

Il ajoute qu'il considère cette nourriture carnée comme beaucoup plus dangereuse que l'alcoolisme, car le buveur seul fait abus d'alcool et sait fort bien qu'il a tort, tandis que, de très bonne foi, tous les hommes font abus de nourriture avec la conviction qu'ils exaltent leur capacité d'action et se défendent contre la misère physiologique.

Il faut bien admettre aussi que, vivant, l'animal porte avec lui tous ces germes de maladies que l'homme accepte si facilement, si aveuglément !

Mort, il entre en décomposition et se modifie aussitôt par l'empoisonnement immédiat de toute la masse, plus ou moins vite suivant les circonstances, mais l'œuvre du néant apparaît et c'est avec cette négation même que beaucoup de médecins prétendent guérir leurs malades !

Une autre catégorie de malades se tournent vers la pharmacopée.

Nous voyons tous les jours les annonces publiées aux dernières pages des journaux et des revues : on ne parle que de pilules, d'élixirs, de pastiles, de pommades, de ceintures, d'électricité dont les moindres qualités sont de tout guérir ou d'engendrer la vigueur la plus phénoménale. (1)

Vous avez le corps et l'esprit saturés de tous ces fortifiants, de tous ces alcalis, de tous ces narcotiques ; votre médecin vous en ordonne, et, à tous les coins de rue, les affiches vous engagent à en user.

Et si l'estomac refuse d'absorber tous ces ingrédients, les piqûres et autres balivernes entrent en danse. Ce que personne ne devrait oublier, ce que chacun devrait avoir toujours présent à la mémoire :

C'est que la composition chimique d'une drogue ne la rend pas assimilable à l'organisme humain et que son action est purement mécanique : elle agit sur tout l'organisme et fait souvent plus qu'on ne lui demande ; plus elle est énergique, plus elle est pernicieuse, on introduit toujours un poison qui dégrade l'estomac. Pour ne parler que de la vulgaire purge, elle peut occasionner de funestes effets entre autres, la hernie.

D'ailleurs, praticiens et fabricants, connaissant et appréciant les bienfaits de leurs produits s'en abstiennent, eux et leur entourage.

Agissez de même. Les $^{9}/_{10}$ de ces remèdes ne

(1) Société française de l'alimentation hygiénique.

sont que des palliatifs, bons tout juste à mystifier, à amuser et à endormir le malade ; comme leur valeur curative est nulle, la nature et la vitalité de l'être humain aidant, le convalescent reprend le dessus, et il est reconnaissant, à qui : ?

A la drogue qu'il a absorbée, et à celui qui l'a ordonnée. Si en Angleterre on fabrique des produits désignés sous le nom de Thomas Parr et qui ont le don de tout guérir et de prolonger la vie, en France, on invente sous d'autres noms de ces choses désignées X et Y et devant remplir le même but : Gruger, berner et exploiter le patient.

Passons en revue quelques-uns de ces produits et le lecteur sera édifié de la fabrication de tous ces remèdes vendus sous la garantie officielle, et dont les malheureux malades attendent anxieusement le résultat et mettent tout leur espoir dans une guérison très problématique.

Vous connaissez la rengaine de ce monsieur qui, dans un but très noble et par simple humanité, a fait vœu de vous estamper d'un louis chaque fois que l'occasion s'en présentera. Sa limonade guérit toutes les maladies ; en plus, elle rend la vue aux aveugles, fait parler les muets et donne des jambes aux culs de jatte.

D'un prix plus modeste, nous entrons dans le domaine des pilules, des pastilles, des poudres qui toutes à l'analyse (1) ont donné les résultats suivants:

Pour l'une 25 milligrammes de goudron et du

(1) Analyse donnée par le journal « Le Succès ».

sucre ; d'autres de la farine de maïs, de blé, de la fécule de pomme de terre, de haricots, de lentilles, de riz, de sucre, de bicarbonate de soude, de chlorure de sodium (sel ordinaire) du sulfate de fer, de la poudre de réglisse ; nous voyons aussi les pilules mica panis (mie de main) les potions aqua simplex (eau pure) voisiner avec le bromure, l'éther, le choral, l'opium, l'arsenic, la morphine et tout ce poison même employé à petite dose devrait faire frémir d'épouvante nos pauvres organes.

Car l'on remarque que la plupart de ces drogues sont composées d'ingrédients quelquefois inoffensifs, parfois dangereux, toujours inutiles, et dont le prix de revient, dans tous les cas ne dépasse pas quelques centimes le demi cent, et sont toujours vendus 2 fr. 50 à 5 fr.

Il est vrai que l'enveloppe vaut le double de son contenu. Qu'un de ces nouveau-né soit présenté au public, c'est toujours le même boniment qui l'accompagne :

« Ce phénomène que j'ai inventé et que j'ai l'honneur de vous présenter a reçu la consécration officielle en passant par mes mains ; ce ne sont pas des crottes de lapin roulées dans la farine, ce n'est pas non plus un médicament. Je me rends très bien compte que vous devenez incrédule, et que les cordons de votre bourse sont tirés parce que vous avez été trompé, dupé par tous ceux qui m'ont précédé. Ce que je vous apporte, ce que je vous présente, c'est la santé en bouteilles, la vie, le bonheur sous forme de pastilles ayant bon goût et bonne odeur ;

cela vous fera vite oublier toutes vos afflictions passées, présentes et à venir, vous guérira de toutes les maladies qui peuvent désoler notre pauvre humanité, et ce, depuis la plante des pieds jusqu'à la racine des cheveux, sans oublier le cœur, la rate, les poumons, le gésier (1).

Le prix en est modeste et à la portée de tous.

Résultat : — L'inventeur d'une de ces bêtises grosses comme le monde, fait fortune, laisse la place à un autre, et celui qui souffre, confiant dans la drogue qu'il a absorbée est un peu plus malade et se débat toujours dans ce cercle, fermé par une ignorance voulue et entretenue avec un soin jaloux par ceux qui ont intérêt à le maintenir en cet état.

Parlons maintenant d'une de ces comédies à grand orchestre qui se jouent toujours aux dépens de la bourse de ceux qui souffrent : des docteurs, soi-disant américains, sont entrés en lice et drainent l'argent des malades en leur vendant des ceintures électriques qui doivent produire le même effet qu'une vulgaire corde enroulée autour des reins et leur ferblanterie qui leur coûte 3 fr. 50 est revendue 150 ou 200 francs suivant la tête du patient.

En supposant au bas mot 10,000 fr. de réclame par jour qu'ils font dans les différents journaux et revues, vous aurez un tout petit aperçu du nombre formidable de gens qui souffrent et qui cherchent, par tous les moyens qu'ils croient bons à employer, à soulager la douleur !

(1) Sans être pour cela des granivores,

Remarquez : dans leur pays, on coupe court à ces tentatives de « Gratte bourse » en refusant à la poste les lettres adressées à ces personnages peu consciencieux, et elles sont retournées à leur expéditeur avec la mention « Escroqueries ».

D'autres, ne doutant de rien et contre la forte somme, vous promettent rocambole et mirambole. Pour le malheureux malade, l'énigme continue toujours à se traduire par : Vol.

Voulez-vous savoir maintenant l'avis du Docteur C. Cornet qui dans un traité d'hygiène nous expose que :

« Si le système de médication était soumis à un « tribunal, devant douze jurés, sensés et impartiaux, « il serait condamné comme étant sans valeur, dan- « gereux et ruineux pour la santé. » Il ajoute : « La médication est un reste de superstition. La majuscule R que l'on voit en tête des ordonnances était par abréviation du mot latin *Recipe* une invocation à Jupiter ; c'est un reste des mœurs à demi-barbares des temps où l'on croyait que les souffrances provenaient de quelques puissances malfaisantes surnaturelles introduites dans le corps, et que les remèdes étaient la puissance opposée qui devait les en expulser. »

Au récit des voyages faits dans l'intérieur de l'Afrique, dans ces contrées où nulle civilisation n'a pénétré, nous avons eu souvent la rate du rire, dilatée en lisant toutes ces contorsions que, sur l'avis de leurs sorciers, les indigènes exécutent pour faire cesser la souffrance en se frottant le creux de l'estomac et le bas des reins au moyen d'une peau de rhinocéros.

Nos féticheurs de la science morticole sont beaucoup plus roublards ; ils font avaler leurs amulettes à ceux qui vivent au sein d'une société soi-disant civilisée.

Je ne voudrais pas faire cette injure au pays de croire qu'il ne se trouvera pas en France un homme de cœur et possédant assez d'autorité pour attirer l'attention des pouvoirs publics sur cette monstrueuse ineptie du XX$^{e}$ siècle.

A côté du savant, de l'homme intègre dont la vie est remplie de dévouement et d'honorabilité, s'abritent tous ces exploiteurs de la souffrance humaine qui exercent leur métier de dupeurs avec la garantie officielle. Il faut qu'il mêle sa voix à la faible plainte des malades qui, eux, s'adressent en toute confiance à ces charlatans qui, ne connaissant que trop bien leurs désirs pourtant si compréhensibles et si naturels de mettre un terme à leur souffrance, en profitent pour les tromper dignement. En élevant la voix, il ne verra pas toujours se dresser devant lui l'être égoïste et indifférent qui, ayant le ventre sous pression et le cerveau hilarant d'esprit « de vin », déclare que tout le monde doit avoir mangé à sa faim le jour où il est repu. Combien de familles ruinées, de personnes dans la gêne par suite de cette ignorance qu'il serait si facile d'éviter si le monde voulait réfléchir et se donner la peine bien légère de raisonner. Songez donc à combien de millions s'élèvent seulement dans notre pays les frais de ce qui a nom

« *réclame* » et payés par tous ceux qui souffrent, sans compter les légers bénéfices qu'entraînent la fabrication et la vente courante de tous ces anti-remèdes.

Il serait à souhaiter dans l'intérêt de ces malheureux d'interdire la vente et de retirer la garantie officielle aux $^{9}/_{10}$ de ces produits qui pullulent comme les mauvaises herbes et dont la valeur curative est égale à moins zéro.

Vous pouvez voir dans les journaux, au titre « Faits divers » cette formule qui malheureusement ne quitte plus la page : « Monsieur X, dans un accès de neurasthénie, s'est suicidé. » Un point, c'est tout et l'oraison funèbre est prononcée. Croyez vous que cet homme dans la fleur de l'âge, et parfois occupant une situation enviée, se tue pour le plaisir de se tuer ?

Non ! mille fois non !

Mais quand se sentant atteint par le Mal, il demande à la Science un *Remède*, on ajoute une nouvelle souffrance à la sienne.

Et après des mois et des mois de torture, l'énergie humaine ayant des limites, il ne peut lutter davantage, il succombe. Toutes les classes de la Société paient un tribut vraiement trop lourd.

Et nous voyons cette bizarre coïncidence et triste ironie du sort : Au mois de novembre dernier, le même jour, au même endroit, deux docteurs atteints de cette maladie dont il est fait mention plus haut, se suicident. Au mois de septembre, un jeune homme dans la fleur de l'âge, 21 ans, le fils d'un pharmacien, disparaît sous un train pour le même motif.

Il est vrai qu'un projet ministériel est étudié pour la réforme complète des études et de l'enseignement médical en France.

Son importance doit être très considérable car de nombreuses modifications ont paru nécessaires et on s'occupe des moyens pratiques pour l'appliquer.

A cet augmentation de crédits sous forme de subventions qui va être demandée prochainement s'ajoutera-t-il l'espoir de découvrir une nouvelle médecine, de nouveaux remèdes toujours suivis du signe -- 0?

Dans ce cas ! Assez ! arrêtez les frais ! Il en pleut à torrents ! Mais prenez garde :

Soyez persuadés que ces patients qui souffrent ne désirent qu'une chose : se mettre à la mode comme tous ceux qui peinent, et ils pourraient bien arriver eux aussi, à se mettre en grève.

Le point de départ de cette réforme ne devrait-il pas être :

*D'enseigner un peu plus d'hygiène.*
*Et de pratiquer un peu moins de médecine.*

**Prévenir vaut mieux que guérir.**

---

## NOTES PERSONNELLES

Les quelques notes qui vont suivre sont principalement écrites pour les malades qui trop faciles à décourager ne doivent jamais, à aucun instant, abandonner tout espoir :

Faisons donc connaissance avec :

Le Docteur *Tant Pis* et le Docteur *Tant Mieux*.

Le premier, oiseau de mauvaise augure, rare dans son espèce, il faut l'espérer, existe malheureusement : Il se reconnaît à sa façon d'affoler, et souvent inutilement, le patient aussi bien que son entourage.

Il ne se doute pas, il ne sait donc pas que ces deux sens du malade, la vue et l'ouïe, sont toujours en éveil permanent, et qu'il faut redoubler de précaution et de vigilance pour ne pas abattre complètement le peu de courage qui lui reste et lui ôter toute pensée concernant une issue fatale et possible ou problématique.

1er Ex : Un jour que je demandais à une femme la cause de son chagrin, croyant qu'un de ses enfants était indisposé : « Comment voulez-vous que je sois gaie ? me répondit elle ? Pendant la maladie que j'ai faite cet hiver, l'inconscient X, en sortant de chez moi, déclara à la personne qui l'accompagnait que j'étais « Fichue », parole que j'ai parfaitement entendue, dit-elle. »

Je fis mon possible pour lui remonter le moral en lui racontant, d'une façon humoristique, mon cas, pareil sur bien des points ; j'ai eu le contentement de la voir sourire, oubliant son mal ; elle était sur la voie de la guérison.

2e Ex : Au lit, malade, et gravement malade, je compris, très distinctement quand il sortit de ma chambre, ces seuls mots plus que significatifs : « Il est fichu ! ».

Songez que ce grotesque personnage était content,

satisfait de son travail ; il venait de gagner ses quarante sous à me diagnostiquer une maladie de poitrine si terrible, mille fois mortelle, sans aucun espoir de retour à la santé ; défense de respirer, de bouger : en un mot, la mort à brève échéance ; et, élevant le remède à la hauteur de sa science, il m'accorda pour faire le grand voyage :

**« Une tasse de café, et une bonne goutte dedans ».**

La consultation avait lieu le 23 décembre 1904. — Textuel et authentique.

Ne supposez pas que cette médication goutte et moka soit unique pour mon cas ; j'ai l'affirmation de plusieurs malades qui eux aussi ont été traités par le café, l'eau-de-vie et les liqueurs fortes et ne doivent être en ce monde que grâce à leur robuste constitution qui a résisté d'abord à la maladie, ensuite aux hallucinations de ces savants spiritueux, genre : nouveau style.

De nos jours le progrès aidant, ces messieurs de la haute école macabre ont un remède tout aussi héroïque, mais beaucoup plus folichon :

Du champagne pour les estomacs riches.

Et le vulgaire mousseux à vingt ronds la bouteille s'écoule dans l'intestin du malheureux qui attend avec anxiété la fin de cette triste et lugubre comédie.

Ajoutons sur l'ordonnance ce qui devrait y être inscrit d'une façon permanente et en caractères bien lisibles :

**Erreur. — Tromperie. — Ignorance.**

3e Exemple : Une autre personne, à cette pensée de fin prématurée ne put rester maîtresse d'elle-même, et on fut obligé de l'enfermer quelques mois dans une maison de santé.

4me Ex : Fichue, cette jeune femme qui, traitée pour une maladie de la poitrine, reçut pendant deux mois, dans la partie la plus charnue de sa personne, un équivalent de cent cinquante francs de piqûres sous cutanées de gaïacol et d'hystogénol.

Malgré son incurabilité, la guérison ne tarda pas à s'opérer sous la forme d'une saisie et vente faite par ministère d'huissier.

Songez que la nouvelle mariée avait tout simplement désiré se mettre à la mode du jour : Elle levait le coude.

Cambronne, au milieu de la défaite, relevait le courage de ses soldats par un seul mot lancé à la face de ses ennemis.

Le talent oratoire de ce Diafoirus de malheur consiste à faire entendre à ses malades une seule espérance ; toute sa prose, toute sa rhétorique se résume dans ce simple mot : « **Fichu.** »

Devons nous avoir de la rancune contre cet inconscient : je ne le pense pas.

S'il n'a pas su épeler ce mot « *infaillibilité* » qui ne se trouve même pas écrit dans le dictionnaire doctoral, il n'a pas su non plus distinguer rate avec boyau, à confondu œil avec nombril ; nous devons nous estimer heureux d'en être quitte à si bon compte, la preuve en est dans ces ponctions, faites sur le ventre d'une malheureuse femme atteinte d'une bizarre hydropisie..... « Elle accouchait et trépassait deux heures après. »

Mais si le tact professionnel n'est pas sa plus grande vertu, que notre indulgence et notre mansuétude lui soient acquises, puissent-elles lui faire entrevoir cet idéal principe que nous allons exposer et qui dépasse de cent coudées sa science cupide et sanguinaire.

Pax à son rut (1); nous savons tous que des erreurs peuvent se commettre.

N'a-t-on pas vu dernièrement dans une soi-disant affaire de viol et d'assassinat, **autopsier le cadavre d'un singe mâle et déclarer reconnaître le corps d'un bébé femelle.** (2)

A plus forte raison, peut-on prendre un malade de l'estomac pour en faire un poitrinaire.

Mais chaque maladie comporte ses symptômes, et dans celle pour laquelle j'étais traité, ces signes sont assez visibles à l'œil nu pour que la moindre erreur ne puisse se produire.

Ajoutez qu'à cette époque, un apothicaire dans un but mercantile expédiait par la poste des pros-

(1) Paix à ses amours. Le rut désigne les amours de certains fauves portant sur la tête un appendice cornal des plus prononcé : Le cerf, etc.

(2) A la date du 1er Octobre 1909, un journal de Paris relatait cette gaffe monumentale dans un article intitulé « VIOL ET ASSASSINAT. » Il débutait par ces mots : « On dit ordinairement bête comme une oie, on pourra dire maintenant bête comme un médecin légiste » et le reste à l'avenant.

pectus réclame donnant la définition de cette maladie d'une façon si idiote et si inhumaine qu'il mettait le patient dans l'alternative ou d'acheter et de payer très cher un remède toujours soi-disant infaillible et qui, en somme n'est qu'une simple fumisterie, ou l'espoir peu agréable de partir par les voies les plus directes dans l'autre monde.

Aussi, qu'arrive-t-il dans une de ces petites localités où le moindre bruit se trouve amplifié, dénaturé, où tout l'égoïsme humain s'étale, se pâme dans une bestiale férocité, ou l'athmosphère est toute saturée de crétinisme, impressionne des natures craintives, où l'on rencontre de ces goujats qui affectent, en voyant un convalescent sortir, de le mettre à l'index et par un mouvement répulsif de lui faire se ressouvenir qu'il n'est encore qu'un malade.

Mais ceux qui voient si facilement la paille dans l'œil de leur voisin savent-ils au juste ce qui se passe en eux. Les trois cas que je vais citer prouveront que le proverbe sera toujours vrai :

1° J'en ai vu un mourir d'un cancer à l'estomac ;

2° Un deuxième, réformé du service pour une tuberculose pulmonaire ;

3° Et le troisième succombant à une crise de gâtisme se trouvera ramassé à un carrefour et débarrassera ainsi sa femme et l'humanité d'une crapuleuse et contagieuse imbécilité.

Après la douche froide, la douche chaude.

Avec le docteur *Tant Mieux*, l'espoir renaît :

Consultation longue et attentive ; l'auscultation

n'est pas faite à la légère ni surtout au train de galop :

« Vous êtes constitué pour vivre cent ans et plus, me dit-il. »

Pour le moment, mes prétentions étaient beaucoup plus modestes, je ne demandais à son savoir que le moyen d'atténuer mes souffrances, mais je vous laisse à penser le soulagement éprouvé par un condamné à mort, quand bien même il n'entendrait que les $^{3}/_{4}$ de cette parole d'espoir : vous avez beau souffrir, vous vous raccrochez toujours à la vie par l'espérance. L'analyse donna de très bons résultats, absence complète d'albumine et de sucre, mais l'estomac ne fonctionnant pas normalement accusa une dénutrition très sensible, d'où empoisonnement et intoxication générale.

La cause du mal étant établi le remède était tout indiqué.

La fatalité voulut que la moitié de son ordonnance comportât viande et médicament, et ayant l'espoir de me sortir de ce mauvais pas, je ne faisais que de m'y enfoncer davantage.

Quand, après s'être défendu mois par mois, jour par jour, heure par heure, minute par minute, contre la maladie, après avoir lutté pas à pas avec la mort qui l'effleurait de son souffle glacial, le malade, à moitié découragé, écœuré de cette nourriture de cannibale, se révolte, il entend ces phrases qui répondent si bien à ses plaintes :

« Rien d'étonnant que vous soyez malade ; vous ne voulez pas vous soumettre aux ordres du docteur » ou « vous manquez d'énergie, vous n'en prenez pas encore assez pour vous rétablir. »

Il est vrai que le contraire l'a sauvé et lui a rendu la santé.

Après toutes ces épreuves, et enfin remis dans la bonne voie, je voulus avoir la contre épreuve. Passant le Conseil de réforme, on me déclara pour la deuxième fois, à vingt ans d'intervalle : Bon pour être soldat. Mon docteur *Tant Mieux*, ne m'avait pas induit en erreur, à mon tour je ferai mon possible pour ne pas le faire mentir.

Je sais qu'il se dresse parfois, en face du médecin, un problème difficile à résoudre : il a deux facteurs sur lesquels il doit compter s'il ne veut pas s'exposer à perdre quelques-uns de ses clients, je veux parler :

1° Des gourmands ; ce sont les plus sourds d'entre les sourds. 2° De la bêtise humaine.

Hélas ! rien ne prévaut contre cette dernière ; et comment voulez-vous qu'un malheureux malade, dont l'intelligence se trouve diminuée, émoussée, au contact de la souffrance, ne sachant où donner de la tête, au milieu de tous ces conseils qu'on prend vraiment à plaisir de lui suggérer et tous plus bêtes les uns que les autres, « Je ne ferais pas ceci, je ferais cela, comment vivre avec une pareille nourriture avant huit jours il sera dans la tombe » entend-il, comment voulez-vous qu'il se tire d'embarras:

Un lui apporte du bouillon, l'autre une tisane, un troisième brandit l'ordonnance.

Diable ! de quoi donc est formé le corps humain

et qui le fait agir ? Mais tous les organes, grands petits, moyens ont chacun leur fonction bien définie de concorder à l'ensemble du mouvement, de la vie de cette masse qui forme et représente un certain poids ? Qu'un de ces organes ne fonctionne plus à l'unisson des autres, apparaît la maladie, et vous prétendez, vous docteur, vous qu'une garantie officielle dégage de tout soupçon, vous qui avez fait de longues études sur ce que j'appellerais la mécanique du corps, mouvement, force, inertie, calorie, chaleur, vous prétendez le remettre en état normal, en le surchargeant à l'aide de la pharmacopée ou de toute cette cuisine vitalique, électrique, végétalique, physiothérapique etc. qui se pavane aux quatrièmes pages des journaux ?

Non ! ou c'est l'ignorance crasse qui a présidé en partie à vos travaux scientifiques, ou vous êtes atteint d'une funeste myopie qui fait que vous sabotez tout à votre aise les forces vitales de vos clients et vous administrez à vos malades l'antidote de la santé.

Et bien, que le malade écoute ce bon conseil : « Il ne dépendra que de vous de changer ce bref délai de huit jours en huit dizaines d'années ; et plus tard, il vous sera donné de réfléchir comment, ce qui pouvait paraître une utopie brutale et tragique pour des esprits faibles et timorés, devient une douce et agréable félicité pour ceux qui veulent entendre la voix de la raison. »

---

Nous allons nous rendre compte dans la deuxième partie de ce que dicte le bon sens pour « RÉTABLIR SA SANTÉ, LA CONSERVER ET VIVRE TOUJOURS JEUNE. »

## SECONDE PARTIE

# *Comment rétablir sa Santé*

## *La Conserver et vivre toujours jeune*

Pour atténuer les funestes effets de l'empoisonnement du à une alimentation défectueuse, le docteur Metchnikoff nous propoee un moyen radical : La suppression pure et simple du gros intestin ou la stérilisation.

Avec les progrès accomplis de nos jours, je ne conteste pas que le bistouri ne soit arrivé à l'apogée d'un véritable art de charcutage, mais je doute aussi que beaucoup de personnes désirent de propos délibéré faire connaissance avec le froid de son tranchant.

Pour la stérilisation, la science microbienne, chiffres en main, nous montre la quantité, je dirais incalculable, du nombre de microbes qui vivent à nos dépens.

Ils sont si nombreux que problème, théorème ou équation n'arrivent jamais à être résolus ou suivis du signe C. Q. F. D. Elle nous enseigne qu'il existe deux sortes de microbes : les bons et les mauvais, lesquels sont en perpétuel combat et que les premiers doivent ingurgiter les seconds ; elle nous apprend aussi que l'on peut développer la capacité des premiers en augmentant cette autre capacité qui est la santé. Puisque les microbes nous encombrent à ce point là, ne va-t-elle pas vouloir stériliser tout ce qui est en nous depuis le modeste baiser jusqu'aux actes les plus intimes de l'existence ; mais c'est la négation même de la vie qu'elle nous propose.

Laissons les microbes (1) aux savants et arrivons à notre but.

Le docteur Kellog, convaincu que la santé et la maladie dépendent de l'état de nutrition, porta longtemps son activité sur la question alimentaire.

Ses études antérieures lui avaient fait comprendre la nécessité d'une diète hygiénique comme complément indispensable des agents naturels dans la cure des maladies, il trouva le problème de l'utilisation intégrale des céréales et des fruits oléagineux, et ses travaux l'amenèrent sur la voie de la véritable alimentation.

En donnant la composition de chacune des unités composant l'un des cinq groupes formant le tableau ci-dessous, nous verrons qu'ils contiennent les quatre substances: Albumine, Hydrate de Carbone, Graisse, Sels Minéraux que doit renfermer tout véritable aliment; de plus ne fournissant pas de surcroît de fatigue, l'usure de l'organisme est pres-

(1) Pour prouver l'impuissance des microbes sur un organisme **SAIN et RÉSISTANT**, un hygiéniste célèbre : de Pettenkoffer a avalé, pendant l'épidémie de choléra en 1892, une abondante culture de bacilles du choléra, sans avoir eu le moindre symptôme de la maladie.

que nul et c'est là une des raisons de l'endurance et de la longévité proverbiale de ceux qui usent d'une alimentation rationnelle.

| 100 grammes des aliments ci-après renferment en grammes | | Eau | Albumine | Corps gras | Hydrate de carbone | Sels minéraux |
|---|---|---|---|---|---|---|
| CÉRÉALES | Froment | 13,65 | 12,35 | 1,75 | 67,91 | 1,81 |
| | Seigle | 15,06 | 11,52 | 1,79 | 67,81 | 1,81 |
| | Avoine | 12,37 | 10,41 | 5,23 | 57,78 | 3,02 |
| | Riz | 13,11 | 7,85 | 0,88 | 76,52 | 1,01 |
| FRUITS OLÉAGINEUX | Noix | 4,68 | 13,37 | 62,86 | 7,89 | 2,03 |
| | Fève de cacao | 3,63 | 11,99 | 49,32 | 26,43 | 3,48 |
| LÉGUMINEUSES | Pois | 14,99 | 22,85 | 1,79 | 52,36 | 2,58 |
| | Lentilles | 12,35 | 25,70 | 1,39 | 53,46 | 3,04 |
| | Fèves | 14,76 | 24,27 | 1,61 | 49,01 | 3,26 |
| FRUITS | Raisin | 78,17 | 0,59 | » » | 16,32 | 0,53 |
| | Pomme | 84,79 | 0,36 | » » | 12,04 | 0,49 |
| RACINES | Pomme de terre, etc., etc. | 75,48 | 1,95 | 0,15 | 20,72 | 0,95 |

Nous voyons, par ce tableau suffisamment suggestif et comparativement à celui donné plus haut concernant les produits carnés, que les céréales produisent, pour 100 grammes d'aliment, 76 grammes d'hydrate de carbone, qui sont, je le répète, source de force et d'énergie pour le corps humain, et la viande arrive avec 1 gramme ou 1 gramme et demi.

Si nous examinons le prix de revient et le rendement de travail dû à la chaleur développée pour produire l'énergie musculaire, nous trouvons au tableau suivant :

| Que 100 grammes de pain<br>donnent 224 calories<br>pour 4 centimes | 100 grammes de légumes<br>donnent 320 calories<br>pour 10 centimes |
| --- | --- |

et 100 grammes de viande
donnent 100 calories
pour 30 centimes

Et nous en concluons que les céréales, fruits et racines sont les plus nourrissants et les moins chers. Ils sont en effet trois fois plus nutritifs et occasionnent trois fois moins de dépense Il ne faut donc pas trouver étrange que des milliers d'hommes, ne mangeant jamais de viande, soient plus forts, mieux portants que ceux qui en mangent.

Les cyclistes les plus renommés, les marcheurs les plus intrépides s'en abstiennent et par ce moyen triplent leurs forces et leur endurance.

Jetez un coup d'œil sur les céréales : vous vous rendrez compte pourquoi le soldat japonais avec sa poignée de riz, son seul aliment, et l'eau pour boisson, est arrivé à ces prouesses de vigueur et d'endurance qui ont fait l'admiration du monde entier.

C'est qu'il use d'une nourriture exempte de tout excitant nuisible et possédant au plus haut degré des hydrates de carbone ; il produit une somme de travail à tous les points de vue bien supérieure à son adversaire pourtant grand mangeur de viande et buveur d'alcool.

En outre, s'il possède la vitalité du corps à un si haut degré, on a développé chez lui ce que je pourrais appeler aussi la vitalité de l'esprit, et en accomplissant ces prodiges, il pousse l'abnégation et la bravoure jusque dans le mépris de la mort.

Voyons ce qui se passe chez le carnivore.

Nous trouvons encore dans la classe ouvrière et chez ceux qui travaillent ces éléments de dévouement et d'abnégation à condition qu'ils soient guidés par la sobriété.

Celui qui se nourrit exclusivement de viande ne peut forcément être brave que quand il sent l'ivresse de l'alcool ou l'odeur de la poudre lui monter au cerveau ; dans ces deux cas, c'est une bête brute, incapable de raisonner.

Carnivore aussi ce Monsieur replet et ventru ; a t-il le temps de s'arrêter à la plainte de celui qui souffre ?... Il ne veut pas que sa digestion qui commence à se faire pénible soit interrompue, et, regardant la douleur des autres à travers le prisme de sa propre santé, trouve étrange qu'on puisse être malade ; il se contente de déclarer dans sa magnificence que ce sont des idées, des manières que font ceux qui souffrent. Son mot favori qui renferme tous ses sentiments les plus sensibles à l'égard du malade se traduit par : il s'affecte ; ouvrons le dictionnaire et lisons qu'elle signification peut bien avoir cette expression : être simulé, s'affliger vivement.

Je vois difficilement la douleur simulée, c'est le degré de souffrance qui fait que le malade s'afflige ; enlevez-là, cette douleur, et le moral revient à grands pas comme avant la maladie.

Il est de toute évidence qu'il est beaucoup plus

facile de s'intéresser au patient quand il est décédé que d'écouter parfois ses plaintes. Deux larmes de crocodile sont toujours prêtes à être versées, une couronne sur son cercueil ne ruine pas un homme et la comédie se joue à la grande reconnaissance des badauds. Patience, ces gens qui vivent aujourd'hui dans une si parfaite quiétude, le réveil ne leur sera que trop cruel. Dans leur égoïsme étroit, ils doutaient de la souffrance des autres ; ils ne seront que lâches et vils en face l'adversité.

## BOISSONS

Ce que l'on doit boire.

L'erreur est aussi manifeste au sujet des boissons que de la nourriture, nous passons à côté de la vérité, et par ignorance, nous continuons toujours à nous empoisonner. L'estomac à qui l'on donne de la viande appelle à son secours un aide puissant pour l'aider à exécuter son travail et il le trouve un peu dans les épices, beaucoup dans les boissons fermentées. Donc, l'intoxication continue comme par enchantement, et nous nous étonnons que, dans une période relativement longue, en égard aux surcharges que nous imposons à nos organes, ceux-ci arrivent à être fatigués et refusent leur fonction normale ; à ce moment apparaît la souffrance.

Que diriez-vous d'un mécanicien qui graisserait sa machine avec des acides ; ce sont pourtant des acides violents que nous introduisons dans notre corps, et nous demandons à un organe délicat de les transformer en eau et à en restituer une bonne partie au corps.

N'oublions pas que le corps humain contient les deux tiers de son poids en eau et que l'homme en élimine journellement trois litres ; pour compenser ses pertes, il doit en absorber la même quantité ; une partie, environ la moitié, se trouve dans les aliments, l'autre dans les boissons.

Pour cette raison, les fruits, pommes, raisins etc..., sont tout indiqués d'abord comme une partie de notre nourriture, ensuite comme un désaltérant. Car qu'est-ce que la soif (1) si ce n'est la sensation qu'on éprouve lorsque notre sang trop pauvre en eau, réclame l'aumône d'un peu d'eau ?

C'est bien de l'eau et non pas des produits sans analogie aucune avec l'organisme humain qu'on doit lui restituer. Cette boisson que l'on trouve partout, pourquoi la polluer au contact de tous ces ingrédients qui relèvent plutôt du domaine de la chimie que de la nature ? (2).

Voyons ce qu'en pense le docteur F. Schær.

« Beaucoup de gens lorsqu'on leur parle de boire de l'eau, ont un sourire dédaigneux, presque compatissant, et disent avec conviction :

(1) L'Etoile bleue.

(2) Si la peur vous paralyse les facultés intellectuelles au point de vous faire apercevoir partout des microbes : Filtrez, stérilisez votre boisson mais rappelez-vous que c'est de l'eau naturelle que demande notre corps et non pas ces innombrables mixtures minérales et gazeuses, inventées à plaisir par des cerveaux en délire, atteints d'importunité continuelle à l'adresse de votre gousset.

Mais, mon cher, vous n'y êtes plus, ce n'est pas l'eau qui vous donnera des forces !

Eh bien ! détrompez-vous. Comme la plupart de vos contemporains, vous êtes atteint d'une maladie singulièrement inquiétante ; l'hydrophobie, dont le premier symptôme est de vous faire voir les choses de travers.

L'hydrophobie (haine contre l'eau) criminellement entretenue par beaucoup de médecins et par les fabricants et vendeurs d'alcool, ne peut être guérie que par le raisonnement et par la lumière.

Avant tout, l'eau contient une certaine quantité de substances alimentaires. Vous connaissez tous des plantes qui prennent leur nourriture, poussent et vivent dans l'eau. Les poissons rouges et les carpes vivent et grandissent dans l'eau pure sans aucun autre aliment. Vous avez vu à la campagne, les arbres et les plantes verdir et pousser, les fleurs s'épanouir, immédiatement après une rosée ou une pluie et toute la nature vivre d'une vie plus active.

Les buveurs d'eau savent combien un verre de ce breuvage clair et frais leur donne une vigueur nouvelle à la suite d'une grande fatigue, vigueur qui n'est pas factice et ne se transforme pas quelques instants après en lassitude, en abattement, comme cela arrive après avoir absorbé une liqueur alcoolisée.

La précieuse qualité vivifiante de l'eau n'est pas due aux substances alimentaires proprement dites qu'elle renferme, mais surtout à son action physiologique sur les organismes vivants. Il n'y a pas de vie possible sans eau, aucune des fonctions physiologiques ne pourrait s'accomplir sans elle, elle sert à la fois de dissolvant et de véhicule à toutes les substances qui contribuent à la vie ; elle assure la purification des organismes, elle est l'élément indispensable de la vie. Je ne sais quel poète disait de l'eau : « C'est le souffle condensé de Dieu. »

Quand l'homme est abattu par une maladie, quand toutes ses forces sont épuisées et que le malade est hors d'état de se mouvoir, il n'y a pas dans la nature d'autre élément qui possède le dixième de la force vivifiante de l'eau.

Beaucoup de personnes nous objectent que l'eau leur donne des malaises dans l'estomac et qu'elles ne peuvent, de ce fait, la supporter. Ce phénomène s'explique aisément : Les boissons à base d'alcool, même les vins, cidres et bières les plus réputés, loin de favoriser la digestion, favorisent surtout l'encrassement de l'estomac ; il s'y forme des dépôts de mucosité, d'aliments non digérés. Lorsqu'on boit de l'eau, une fois par hasard, il se produit une réaction immédiate, l'eau amollit et dissout tous ces corps étrangers, tous ces dépôts dans l'estomac, de là les nausées et les malaises, salutaires dans le fond, mais mal interprétés.

D'autres personnes se plaignent que « l'eau leur refroidit l'estomac. » Encore une sensation désagréable mais salutaire. La muqueuse (peau qui tapisse l'estomac) constamment irritée par les boissons fermentées et les mets épicés, est atteinte d'une inflammation chronique plus ou moins grave, ce qui explique la sensation désagréable de froid produite par l'eau.

Dans ce cas, il ne faut pas maltraiter notre estomac, mais, au contraire, supprimer les causes de la maladie, épices, vins et liqueurs ; ne lui donner qu'une nourriture légère, de l'eau par petites gorgées souvent répétées et bientôt un verre d'eau sera aussi agréable, sinon plus, que le verre de vin d'autrefois.

Dans les instestins, l'eau assure l'absorption régulière des manières nutritives extraites des aliments que nous avons mangés.

La présence de l'oxygène dans l'eau est une cause de l'augmentation de vitalité de notre organisme. L'une des conditions essentielles d'une santé robuste, d'un corps vigoureux pouvant opposer une résistance efficace aux germes des maladies, est le nettoyage parfait de l'organisme, la désagrégation et l'expulsion des cellules usées, des poisons qui se forment régulièrement dans tous les corps vivants. Or, si toutes les boissons à base d'alcool entravent cette purification par les raisons bien connues aujourd'hui, l'eau la favorise merveilleusement.

Le même auteur nous indique aussi que la nutrition générale subissait une augmentation de 20 % Ce fait explique suffisamment la santé robuste, la vigueur physique et intellectuelle des buveurs d'eau, ainsi que l'amélioration souvent rapide de toutes les maladies ayant leur point de départ d'une erreur d'alimentation ; et sans être taxé d'exagération, on pourrait les ranger toutes dans cette catégorie, et quand le patient abandonne l'usage des boissons fermentées pour se mettre au régime de l'eau, on le voit revenir à la santé.

L'exemple de cet athlète Spirus-Gay est frappant; buveur d'eau, il lève à bras tendu un haltère de 65 kilos. Il nous raconte lui-même sa vie :

« J'étais chétif et malingre pendant mon enfance et mon adolescence ; je me suis guéri moi-même par l'abstinence totale des boissons alcooliques ; je me suis fortifié par les exercices rationnels et l'emploi régulier interne et externe de l'eau. Grâce à cela, j'ai pu m'instruire seul, développer mon cerveau concurremment avec mes muscles, j'ai augmenté ma volonté, j'ai conservé mon intelligence intacte et j'ai acquis la force, l'agilité, l'adresse.

Je me suis régénéré ; aux autres de suivre mon exemple, et s'ils naissent sains et bien constitués, ils pourront faire mieux encore. »

Maintenant regardons un peu comment s'opère la substitution de ces boissons à notre désavantage. Je laisse de côté ces gens qui ont la maladie d'avoir toujours soif, une soif d'alcool, ce sont des incurables de corps et d'esprit. Mais à ceux qui prennent modérément, et par conséquent ne peuvent se faire de mal, disent-ils, je leur répondrai que l'action nuisible de toute boisson contenant de l'alcool, sur l'organisme humain, absorbé même en petite quantité, est chose aujourd'hui démontrée.

Pour ne pas en perdre l'habitude, quelques verres de vin aux repas, l'apéritif pris journellement, et le soir, cette petite liqueur, tant réputée digestive est sirotée avant le coucher.

On s'empoisonne lentement et sûrement ; on abrège ses jours tout en usant modérément de ces boissons.

D'autres fabriquent eux-mêmes leur liqueur, préparent leurs fruits, distillent leur eau de vie, en ont de très vieille en cave, la regardent comme une panacée souveraine à tous les maux et sont sûrs du moins qu'elle ne produira que de bons effets sur la santé ; mais ils oublient ou semblent ignorer qu'elle est tout juste bonne à prendre rang avec sa cousine germaine, inventée elle de toutes pièces et vendue chez le débitant du coin, elle possède les mêmes vertus et pire, un degré plus élevé en alcool, voilà la seule différence sensible, mais à l'envers de ce que pensent bien des gens.

Que d'hommes et j'ajouterai, l'exemple est tellement contagieux, que de femmes que la raison et leur instinct devraient mettre en garde, se sentant faibles et fatigués, absorbent des excitants, grogs, café, liqueurs, extraits, etc... soi-disant pour se remonter, se donner des forces.

Le public a tant entendu répéter qu'un verre de liqueur favorisait la digestion, qu'il finit par le croire, malgré les effets diamétralement opposés.

Il ne faut pas oublier que l'alcool insensibilise ; or si vous absorbez un verre de liqueur après le repas, il vous empêche tout simplement de sentir que la digestion ne se fait pas, il cicatrise les muqueuses et les empêche de travailler, vous avez aggravé le mal en engourdissant vos organes

L'effet soi disant bienfaisant de certains vins ou

élixirs sur un estomac faible est une plaisanterie coupable, une grossière duperie.

Voulez-vous vous rendre compte des bienfaits des boissons alcooliques ?

Une preuve visible et palpable se trouve dans nos Conseils de revision.

Pour ne parler que de la Normandie, de cette race belle et fière autrefois, le recrutement des soldats aptes à la cavalerie et à l'artillerie n'avait que l'embarras du choix pour prendre des hommes forts et alertes.

Que voyons-nous aujourd'hui ? Devant les Conseils de revision, à part ce qui va devenir exception : des malingres, des rabougris, des squelettes, quand ce ne sont pas des prédisposés au Bon-Sauveur ou à la caserne de Pont-l'Abbé.

Passez quelques années et assistez à un de ces derniers appels où l'homme est encore soldat.

Au physique, ils accusent 20 ans de plus qu'ils n'ont réellement : voûtés et toujours essouflés, le sang et l'alcool à fleur de peau, indiquent assez clairement des candidats à l'apoplexie. Incapables d'effort continu, ils sont bons en g. . . le et à cuver leur vin dans un coin.

Voilà où nous conduit cette soi-disant force musculaire cachetée et mise en bouteilles.

## LES ON-DIT

Que doit-on faire pour changer toutes ces habitudes défectueuses, contraires à la santé qui nous conduisent aveuglément et à si brève échéance, à la souffrance, à la maladie, à la mort : beaucoup de personnes s'excusent par cette dangereuse banalité. « Nous prenons modérément ; c'est seulement l'abus qu'il faut blâmer. » Il est un fait acquis et reconnu que peu de gens admettent faire des excès, et c'est là le refrain des esprits faibles, timorés et auxquels manque cette énergie de résister à la tentation et de remplacer une mauvaise habitude par une bonne.

Pourra-t-on jamais établir la ligne de démarcation entre l'usage et l'abus ?

Ayons le courage d'être logiques et pensons toujours que cette nourriture, cette boisson que notre gourmandise ou notre ignorance laissent si facilement s'introduire dans nos organes, contiennent des toxines qui empoisonnent l'existence humaine. Supprimons les excitants et usons des éléments d'une nourriture saine.

De plus l'énergie morale et la force de volonté sont nécessaires pour résister aux critiques et aux supplications de votre entourage qui s'alarme de vous voir adopter un régime qui doit vous affaiblir.

On exige aussi souvent après de longues maladies et l'échec de tous traitements suivis, que le nouveau régime vous guérisse en quelques jours, tandis que l'œuvre de la nature est sûrement efficace, mais presque toujours lente (1).

Le corps délivré de la surcharge toxique du régime mixte, consacre ses premiers efforts à éliminer les dépôts internes que celui-ci a laissés en lui. On

(1) Notions succintes, p. 14.

maigrit souvent et comme en même temps l'excitation habituelle de la viande a disparu, on se sent par contraste quelque peu déprimé.

Mais vous ne tardez à jouir des bienfaits corporels et moraux qui sont l'apanage de la tempérance et vous sentez courir dans vos veines ce bien être, cet idéal de la véritable santé qui vous dédommagent au centuple des plaisirs malsains et indigestes de l'alimentation carnée.

Et pour la femme et pour l'enfant, n'est-il pas une grâce, un geste d'amour, d'éviter la fétidité des viandes, et ce relent de charnier qui se dégage de tout animal mort et éventré, de vivre plutôt d'aliments ne répandant pas le sang et de nourritures douces, saines et agréables qui, tout en flattant l'odorat autant que le goût, vous procurent une parfaite santé.

On remarque chez l'enfant, aussi bien que chez la jeune fille et le jeune homme, dont le goût et l'esprit ne sont pas encore atrophiés par cette perpétuelle erreur alimentaire, qu'ils prennent avec plaisir et d'instinct cette nourriture qui se rapproche le plus des lois naturelles de la vie.

Et nous ne porterons plus après nous cette odeur si caractéristique. En effet, le Chinois nous a appris que, vivants, nous sentons le cadavre et le Japonais lui, a établi que notre race sent le rance.

## DU CHOIX DES ALIMENTS

De votre alimentation dépend donc la santé, il faut dans ce cas, être son propre médecin, faire diminuer ou augmenter la quantité d'aliments suivant son poids, son appétit, son tempérament. On prendra de préférence des légumes verts, fruits et eau pour les personnes atteintes de constipation et pour le cas contraire les farineux, les œufs, le lait, etc., sont tout indiqués, et peu à peu l'organisme reprenant son état normal, on fera varier les aliments à son gré.

La nature n'a-t-elle pas mis dans chacun de ces produits sous forme de grains, tout ce qu'il faut pour la bonne composition de tous.

Le blé et l'avoine nous donnent une nourriture saine et incomparable, un régulateur de premier ordre, l'avoine (1) surtout est un aliment énergique par excellence, elle joue un rôle important en Bavière, en Bretagne, en Ecosse, où de vigoureux paysans en font une consommation journalière.

On trouve un centigramme de fer pour cent grammes de farine d'avoine, ce qui explique son heureuse action dans l'anémie, la chlorose, etc.

L'orge et le seigle remplissent les fonctions de rafraîchissants. Le riz, moins riche en azote que le froment et l'avoine, est accepté par les estomacs les plus affaiblis ; il contient quarante centigrammes pour cent de phosphates calcaires qui servent à faire apprécier ses propriétés anti-diarrhéïques.

Disons un mot en faveur de la pomme de terre dont on tire le plus grand profit sous tous les rap-

(1) Se trouve dans le commerce sous forme de flocons et de farines.

ports. Elle est d'un prix peu élevé, contient une forte proportion de magnésie (l'aliment des nerfs) et passablement d'acide phosphorique (l'aliment du cerveau), elle a l'avantage d'alcaliser le sang (1). C'est un aliment léger, doux, digestif, facile à préparer et pouvant s'accommoder d'un grand nombre de façons ; cinq à six de moyenne grosseur suffisent pour le repas, et comme du pain on ne s'en fatigue jamais. Même dans la nourriture mixte, n'est-elle pas la première préférée.

Le lait pur, non écrémé, auquel rien n'est ajouté ni retranché, est l'aliment idéal des enfants et des convalescents. Les malades doivent en faire un usage courant ; dans certains cas où le patient ne peut le supporter, qu'il ne craigne pas d'y ajouter la quantité d'eau nécessaire à l'absorption et qu'il le prennent dans ces conditions par très petite quantité à la fois mais souvent répétée.

Inutile d'ajouter que tous les ingrédients, les différentes sortes d'épices doivent être complètement supprimés. Car si pour faire digérer toute la victuaille carnée on est obligé de la faire suivre de sauces épicées et pimentées, sans oublier les boissons en rapport, c'est inutile pour la nourriture rationnelle.

Mais, de grâce, que ceux qui consultent ne viennent plus dire : « Docteur, puis-je manger ceci, boire celà ? » Lui, bon enfant, ne voulant perdre ni un client, ni la pièce, de répondre : « Oui deux doigts

(1) Journal d'hygiène.

de ce bon vin fortifiant et reconstituant ne peuvent vous faire de mal » et il ne se compromet pas en ajoutant : « Usez modérément. » Le malade confiant et espérant ne se rétablit jamais.

Défiez-vous aussi de tous ces reconstituants à consonnances chimiques. « Ce bloc enfariné ne dit rien qui vaille. »

Il est parfaitement inutile de faire entrer dans leur préparation aucun produit à base minérale, que nos organes n'assimilent pas.

## DE LA FABRICATION DU PAIN

Quand nous jetons un regard en arrière, on constate que nos ancêtres possédaient une santé beaucoup plus robuste que la nôtre. La raison en est des plus simples et l'expérience en a fait les preuves ; ils se contentaient et n'avaient à leur disposition qu'une nourriture tout à fait appropriée à l'existence humaine, ils mangeaient du pain complet contenant tous les principes nutritifs de la farine, y compris le gluten, le germe et tous les phosphates, sels et diastases, ils avaient aussi le produit de leurs jardins et la source coulait toujours claire et limpide.

De nos jours, le progrès aidant, on est arrivé à ce que le blé, cet aliment essentiel par lui-même, mais à la condition de rester complet, soit dépourvu, avant de servir à faire du pain, d'une bonne partie de ses principes nutritifs et rafraîchissants.

On exige de son boulanger, principalement dans les villes, un pain ayant une belle couleur blanche, bien trop blanche ; le fournisseur est arrivé à la perfection et vous sert suivant vos goûts, mais ne vous donne qu'une pâte composée d'amidon arrosée d'une grande quantité d'eau ; les principes nutritifs sont envolés et servent à d'autres usages et à nourrir les animaux qui eux profitent de ce que je pourrais appeler le non sens humain.

Et n'allez pas dire comme je l'ai entendu moi-même : « Je ne pourrais jamais supporter ce pain grossier et sa couleur grise. » Les premières fois votre estomac sursautera de joie et ayant tous les éléments indispensables à son travail, il vous fera peut-être au début éprouver une sensation de fatigue ; mais rassurez-vous, ce froment qui a été débarassé de son enveloppe extérieure contient encore une quantité assez appréciable de son qui agira sur vos organes comme un élément émolliant et rafraîchissant, faiblement il est vrai, mais qui, répété tous les jours, vous évitera ce fléau si commun à notre époque : je veux parler de la constipation.

Quelques années se sont déjà écoulées depuis qu'un grand journal quotidien (1) avait préconisé dans plusieurs de ses articles très documentés, la fabrication du pain complet. Mais son idée, excellente par elle-même, s'était heurtée au peu de scrupules de certains commerçants qui l'avaient résolue au profit de leur bourse et non à celui de la santé de leurs clients, mélangeaient des farines de basse qualité là où ne faudrait que des produits recherchés. Et injustice flagrante, ces mêmes clients, indigne-

(1) Le Petit Journal.

ment trompés par leurs fournisseurs, donnaient tort au journal qui leur avait enseigné la vérité.

## DIÈTE ET RELIGIONS

Au début de la seconde partie nous avons parlé de la diète préconisée par le docteur Kellog.

Est-ce que toutes les religions n'ordonnent pas d'abord dans un but de pénitence ces jeûnes et carêmes qui permettent à nos organes de se reposer pendant un certain laps de temps ?

Plus : Quand Mahomet effrayé des ravages causés par le vin, introduisit dans le Coran la loi, connue de tous, interdisant à ses disciples des boissons fermentées sous peine d'un châtiment éternel, il institua aussi cette période de jeûne pendant laquelle tout bon musulman se soumet à la loi commune.

Dans notre religion, à l'approche du carême, on voit se généraliser cette idée, même arrêtée chez nombre de fidèles qui consciencieusement font tous leurs devoirs de croyants, qu'il leur est impossible de rester 40 jours sans manger de viande : Ils se sentent trop faibles, disent-ils, et se confinant toujours dans cette perpétuelle erreur alimentaire, ils arrivent à obtenir des dispenses qui leur permettent de s'endormir dans cette funeste idée que la viande seule nourrit.

Cette faiblesse dont vous vous plaignez, provient de cette nourriture carnée trop souvent renouvelée. Profitez donc de ce jeûne imposé et si sagement ordonné pour vous soumettre à cette abstinence qui, en même temps qu'elle vous gagnera les indulgences, rétablira votre santé, elle n'en sera que meilleure.

## HYDROTHÉRAPIE

On se lave journellement le visage les mains et on s'en trouve à l'aise; pourquoi le reste du corps serait il privé de ce bienfait.

C'est peut-être pour cette raison que les peuples de l'Orient trouvent cette odeur « sui generis » caractéristique à une race ne faisant pas assez usage d'eau. Quoiqu'il en coûte à notre amour-propre, il faut arriver à reconnaître que le Japonais est passé maître dans l'art de la propreté.

Deux bains par jour, l'été dans l'eau et l'hiver dans la neige. Beaucoup de personnes vont se récrier et dire qu'il serait bien impossible de prendre un bain tous les jours, l'eau devant affaiblir à la longueur du temps

Détrompez-vous, c'est la moitié du bien-être de l'individu qui se baigne souvent et chez les Japonais, ils ignorent notre cauchemar qui se présente à nous sous forme de maladies ; chez eux les docteurs et apothicaires ne pullulent pas dans chaque localité comme le font ces praticiens dans notre pays, ils sont inconnus dans bien des endroits ; tel est le résultat de leur hygiène, dont l'idée est religieusement entretenue et soutenue par leurs dirigeants lesquels savent que les hommes forts et sains sont nécessaires pour accomplir tous ces prodiges qui nous étonnent et ont à cœur de les rendre tels.

Il est vrai que tout le monde ne dispose pas

d'appareils encombrants et coûteux pour prendre des bains ou des douches. La sensation brutale de cette dernière sur les personnes affaiblies et malades en empêche souvent la pratique.

Il est préférable de faire la lotion décrite ci-dessous qui n'exige aucun matériel. Prendre un sac de toile de la grandeur de la main posée à plat, y pratiquer une ouverture sur le côté à trois centimètres du bord pour le passage du pouce, le tremper dans l'eau froide, presser le gant jusqu'à ce qu'il ne goutte plus, tout en restant imbibé, puis passer vivement sans frotter et une seule fois au même endroit, de haut en bas, la poitrine, ensuite le dos, puis le bras gauche et le bras droit, faire de même à la partie inférieure avant et arrière et terminer par la plante des pieds. Sans s'essuyer, se remettre au lit un quart d'heure, suivant que l'on pratique soir et matin, et ce, pour provoquer une réaction ; quelques instants plus tard, le bien-être que l'on éprouve et la chaleur douce et agréable que l'on ressent, font vite oublier la minute qu'on emploie à faire cette lotion qui doit se renouveler chaque jour pour obtenir des résultats vraiment surprenants comme calmant et fortifiant.

Pour les personnes un peu faibles et les enfants, si on le juge à propos, commencer pendant deux ou trois jours par une friction sèche avec le gant, en appuyant davantage mais toujours dans le même sens.

Au bout de quinze jours à trois semaines, il ne sera plus question de cette écœurante et nauséabonde huile de foie de morue et encore moins de ces pastilles à base de morphine ou d'opium, plus de bronchites ni de rhumes.

La sensation de froid est imperceptible et ne dure qu'une seconde. Vous n'avez là aucun sortilège, il n'en existe aucun dans cette méthode qui, pratiquée tous les jours, donne des résultats surprenants. Votre poitrine, au contact de l'eau froide, grâce à la réaction qui suit, se fortifie et se développe.

Aucun praticien ne l'ordonne pour cette raison bien compréhensible : il aurait la certitude de perdre un client pour le moment, une maladie plus grave à soigner dans l'avenir, et agissant en bon camarade, il ne veut pas oublier non plus, qu'une coterie attend, elle aussi, le déballage de sa marchandise.

Usez, abusez même, intérieurement et extérieurement de cette fée bienfaitrice que l'on rencontre partout, ne coûte la peine que de la prendre, mais vulgaire au point de la méconnaître : l'Eau.

## L'AIR ET LE VÊTEMENT

L'air est un des principaux facteurs de notre existence. Sans air la plante, l'animal, l'homme ne peuvent vivre. On enseigne que nous devons vivre au grand air et malgré la certitude de cette vérité, l'air continue à être considéré comme un ennemi dont il faut se défendre.

Ne prenez pas froid crie-t-on sur tous les tons, vous ne serez pas malade.

Il arrive que bien des gens, prenant ce précepte à la lettre, vivent dans des appartements où l'air n'est pas renouvelé, où l'hiver ils subissent une véritable étuvée atteignant une température de 30° ; s'ils sortent, c'est enveloppés de cache-nez et de fourrures ; tout cela pour éviter cet air, dont on se fait un ennemi, d'arriver jusqu'à nous au contact de la peau. C'est en agissant ainsi que vous avez toutes chances voulues pour attraper rhumes, bronchites, etc...

Notre constitution est faite pour vivre à l'air libre.

Depuis quelque temps, dans certaines maladies reputées incurables, on arrive à des résultats invraisemblables en faisant prendre au malade des bains d'air, de soleil et de lumière.

Autrefois on empoisonnait le tuberculeux, on le gavait de viande, maintenant on le gave d'air, de soleil et de lumière. Dans le premier cas, ils succombaient en véritables victimes de la science, aujourd'hui, ils sont guéris par la nature.

Chaque fois que vous avez aperçu de ces petits misérables sans gîte, sans pain, les vêtements déchirés montrant une chair fournie et rose, vous vous êtes demandé pourquoi vos enfants à qui rien ne manque, bien emmitouflés, sont-ils si chétifs et chaque fois qu'ils sortent prennent ils froid et toussent ? La réponse est bien simple, ces habits troués mettent la peau en contact avec l'air qui fortifie tout leur organisme et remplace l'alimentation qui leur fait en partie défaut. Car il ne faut pas oublier que le corps se nourrit et respire aussi autrement que par les poumons, il prend possession de l'air par les pores de notre peau. Nous l'empêchons de remplir cet office en nous couvrant trop.

Pour cette raison le vêtement doit être ample, et le but du corset (1) chez la femme, quand elle ne veut pas s'en passer, est de soutenir et ne doit pas gêner les organes principaux qu'il comprime habituellement outre mesure.

Pour la même raison et pour éviter la compression, la chaussure doit épouser la forme du pied, et non pas le pied la forme de la bottine ou du soulier.

En marche, le pied repose normalement à plat sans aucune surélévation du talon ; se rapprocher le plus possible de cette conformation naturelle, est-il besoin de dire que ces talons Louis XV seraient en meilleures postures à l'exhibition d'un de ces musées de torture que sur nos boulevards ?

N'est-il pas triste d'apercevoir sur le visage d'une femme, entre deux sourires forcés, cette définition de malaise et de souffrance que la cruelle mode lui impose : celle-ci l'a grimpée sur des échasses après l'avoir fagotée d'une façon si cocasse qu'elle arrive à ressembler à un oiseau mal emplumé. Cette mode ne devrait-elle pas être au contraire la réunion de deux forces : le travail et la raison, qui convergeraient vers le même but que je désire à tous : la Santé.

## GYMNASTIQUE SUÉDOISE

Celui qui accomplit un travail manuel, celui qui

(1) Le corset tue la femme mieux que tous les microbes de la terre.

marche exécute forcément un mouvement qui remplace ou qu'on peut appeler de la gymnastique.

Mais celui que ses fonctions de bureau ou autre empêchent à chaque instant de la journée de se mouvoir fera bien d'exécuter quelques mouvements des bras et des jambes matin et soir suivant les règles et la méthode.

Elle ne demande ni appareil, ni engin d'aucune sorte. Elle permet avec ces exercices n'occasionnant aucune fatigue, d'obtenir, dans le maximum du temps, le maximum des résultats. Disons à l'honneur du corps enseignant qu'elle fait de sérieux progrès dans nos écoles.

N'a-t-elle pas ressuscité et régénéré tout un peuple abâtardi par l'alcool et menacé de disparaître sous l'effort des maladies, principalement de la tuberculose ?

## L'ALCOOLISME

Un grand nombre de personnes confondent ces deux mots : Ivrognerie et alcoolisme.

L'ivrognerie est un vice qui débute au petit verre et passe ensuite par l'infiniment grand.

L'alcoolisme est une maladie qui a son point de départ et se continue, en apparence du moins, par l'infiniment petit.

Chaque verre de liqueur digestive, chaque apéritif tonique est un pas vers l'alcoolisme, vers la maladie, et, comme un défi lancé au bon sens, nous entendons de ces diseurs de bonne aventure, par ignorance et cupidité, encourager son absorption en déclarant que l'alcool est un aliment.

Nous nous sommes rendus compte du degré d'infaillibilité de cette science qui, trouvant dans la viande ce même nutritif qu'elle arrive à découvrir dans l'alcool, possède ce don d'envisager toute vérité indéniable à l'envers de ce qu'elle existe réellement.

C'est un nocif qui brûle la cellule de l'organisme et rien de plus.

Envisageons-le maintenant au point de vue social.

Nous devons d'abord faire cette remarque :

Le moine qui bénit sa liqueur monastique et stomachique avant de la livrer au public : boit de l'eau.

Le distillateur dont les produits sont tant réputés pour entretenir ce perpétuel bonheur, cette douce gaieté, ce stimulant du cerveau et des nerfs, en un mot l'orgueil de la France : boit de l'eau.

Et le bourgeois par snobisme et sachant compter sur ses doigts, suit le mouvement et boit de l'eau.

Ce trio buvant de l'eau, ne s'en porte pas plus mal au contraire.

Qui donc absorbe cette quantité prodigieuse de boissons qui se consomment dans notre pays ? C'est tout simplement la classe la plus intéressante d'ouvriers, de ceux qui demandent au labeur du jour, le droit à la vie, et ils ne s'aperçoivent même pas ou les mère cette néfaste erreur. On leur cache avec un soin jaloux le résultat de l'expérience de tous les jours. Ils aboutissent à l'abrutissement et à la dégénérescence.

Vous prétendez améliorer votre situation en déclarant la guerre au capital, mais c'est ce *capital argent* qui fait vivre le *capital travail.* Vous faites des grèves qui conduisent d'une façon générale à mettre dans la misère un grand nombre d'entre vous.

Changez votre fusil d'épaule.

Faites la guerre à des ennemis beaucoup plus redoutables, déclarez la grève générale au *capital poison,* à ces boissons alcoolisées, à ce contre-sens alimentaire et à toute cette fantoccinie médicinale, vous en sortirez vainqueurs si vous le voulez et votre argent vous servira à vous ouvrir d'autres horizons. Au lieu de misères, de cris de haine et de vengeance, vous aurez conquis avec des paroles d'humanité, un bien-être insoupçonné que vous avez sous la main.

L'émancipation du travailleur s'accomplira par sa raison et non par l'abrutissement. A lui de boycotter poison et excitant ? d'esclave il passera maître !

Et aussi pour que de justes lois attendues depuis longtemps puissent changer, rendre meilleur le sort de l'ouvrier et faire œuvre durable, il est à désirer que le législateur jette un coup d'œil sur ce qui se passe aussi bien dans les villes que dans les campagnes.

Il ne faut pas qu'il place la charrue avant les bœufs.

A part de très louables exceptions, en voulant accroître le bien-être de l'ouvrier, il ne fait qu'augmenter sa capacité alcoolique et la misère n'en est que plus grande.

Il est triste de penser que pour l'homme qui travaille : plus il gagne, plus il boit, plus il s'énivre, plus il s'abrutit.

A côté de la sobriété même, j'ai vu dans les ateliers, des ouvriers travaillant aux pièces, gagner 8 et 10 francs par jour et la femme obligée de peiner pour s'acheter du pain.

Où passait donc la paie du chef de famille, elle s'écoulait à en faire une brute,

Il lira aussi à livre ouvert dans ces longues annales du martyrologe alcoolique, la misère et la dégénérescence de la famille. Il faut qu'il voie, comme nous avons connaissance malheureusement trop souvent, cette jeune et accorte ouvrière de la campagne, 18 ans, couturière de son état, portant sur elle, en même temps que la santé, cette grâce, cette gentillesse de son âge, en plus, la propreté même et toujours tirée à quatre épingles.

Voyons-là quelques années après. Mariée, tenue négligée, face rougeaude, yeux hagards et hébétés, mal peignée ou pas du tout, un affreux bonnet de coton remplace cette coiffure garnie de dentelle qui lui seyait si bien.

Et, Ironie de la nature ! ce monstre en guenilles, à qui de prime à bord il serait difficile de discerner le sexe, a conçu, et ce petit être pendu à la mamelle de cette avachie, boit en même temps que le lait empoisonné de la mère, la faute d'une société qui n'a pas su la prémunir contre ce fléau.

Car cette transformation ne s'est pas opérée toute seule : nous voyons souvent l'œuvre d'une voisine, d'une de ces vieilles mégères toujours à court d'argent et de crédit, flairant la bourse garnie et l'armoire remplie de linge, elle suppute, elle entrevoit le nombre incalculable de cafés, pousse cafés et rincettes que la première occasion lui fournira. Elle ne tarde pas à venir sous forme d'un mal de dents, ou d'une indisposition quelconque ; faisant ses offres de services et mettant en pratique les préceptes de la faculté elle apporte un remède infaillible : « Une tasse de café et une bonne goutte dedans ! »

Il faut rendre la politesse et le pli est pris.

Adieu : amour, bonheur, santé, argent !

Il se demandera en apercevant partout et toujours ce dieu l'alcool, si c'est pour arriver à cette idéalité qu'on a construit des palais, dépensé des millions et rendu l'instruction obligatoire.

Il doit se rendre compte que le compagnon de Saint Antoine possédant lui aussi cette idéalité de la mangeaille et de la beuverie, en profite et en fait profiter son maître en l'enrichissant.

Notre idéal nous avilit et nous ruine.

## LE TABAC

Je n'en dirai qu'un mot :

Des expériences d'inoculation ont été faites avec le tabac sur certains sujets d'une race la plus prolifique : le lapin. Les résultats très probants ont démontré qu'ils devenaient stériles.

Et de nos jours on se plaint, on s'étonne de la dépopulation !

Mais que font donc nos dirigeants ! ils font preuve en la matière d'une inertie vraiment coupable. S'ils ont accepté avec joie le mandat que l'électeur leur a confié, ils assument aussi la responsabité de diriger le peuple, de l'aiguiller vers le bien, le beau, la force, la virilité, en un mot vers cet idéal que doit faire approcher tous nos actes de la perfection. Ce peuple qui a eu confiance en eux, sans un mot, sans un regret, ils lui laissent verser à plein bord tous ces poisons contenus dans l'alcool, le tabac et dans toute cette chimie alimentaire et médicale.

Vous laissez empoisonner la bête, avec l'espoir que le lion ne se réveille pas, vous prétendez résoudre cette question par l'absurde ; elle ne sera que deux fois plus absurde.

Vous ne voyez donc pas, vous ne vous rendez pas compte que sous peu dans un laps de temps relativement court : les pachas d'Orient enverront dans notre pays les chefs de leur sérail, choisir des jeunes ennuques qui commencent à leur manquer et ceux-ci rempliront leurs fonctions sans avoir besoin de passer par la main de l'opérateur. La Société demande des hommes et vous dépensez la forte somme à lui éduquer des avortons.

Vous faites épeler 1 et 1 font 2 ; vous faites apprendre ce que peut égaler $ax^2 + bx +$ etc, vous faites entrevoir des formules abstraites et concrètes, transcendantes et analytiques et de ces envolées vers le : plus ou moins infini ($\pm \infty$).

Mais vous êtes obligés de revenir au point de départ et de lire dans ce livre ouvert à tous qui est : La Nature.

Pourquoi ne pas commencer par cette idéale formule.

Nous voyons cette pléïade de maîtres et maîtresses qui tous sachant commander leur dévouement et se mettre à la hauteur de leur tâche, n'attendent qu'un plan d'ensemble pour inculper à nos enfants et comment conquérir, cet idéal de la vie : le bonheur, la joie et la santé.

Que ce plan pour être complet, peut et doit inscrire dans son programme et à l'inverse de celui de nos ministres. *Révolution et réaction.* Oui révolution économique et ajoutons chimique.

Economique pour permettre à l'élève d'entrevoir, qu'avec son gain, son labeur il pourra obtenir un tout autre idéal que cet abrutissement et ce suicide à jet continu de tous les jours.

Chimique en lui faisant mettre le doigt sur les différents éléments d'une analyse de tous ces produits qui encombrent et entravent inutilement le succès de son existence.

Qu'à l'encontre de notre érudit bêtinet il sache distinguer aliment d'excitant (1), et ne confondra pas vital avec poison. Ce réactif salutaire fera voir qu'en devenant homme dans toute l'acception du mot, il ne dépendra que de lui de puiser dans une nourriture saine, agréable, fortifiante et économique tous les éléments d'une vie heureuse et toute de bonheur.

(1) Aliments : Tableau page 31, compris eau.
Excitants : Tableau page 9, ajoutez épices, boissons fermentées et alcoolisées, en plus maintenons « œufs » au tableau « excitants » par son emploi journalier à la demi-douzaine, ordonné par ces investis parcheminés qui arrivent à embrouiller 1/2 zéro H avec sept dizaines Hydrates, et leur omelette crue à la coque, détraque sans compensation l'estomac de leurs victimes.

## DE L'INFLUENCE DE L'ALIMENTATION SUR LE MORAL

Nous avons vu les heureux résultats de l'alimentation rationnelle sur la santé. Nous obtiendrons des effets identiques sur l'intelligence et sur le moral.

Au Japon ceux à qui appartient la tâche de gouverner ont très bien compris qu'il est nécessaire de cultiver la vitalité de l'esprit en même temps que celle du corps et ont eu l'heureuse idée de le faire.

Je ne parle pas du degré d'instruction plus ou moins intensif auquel on doit soumettre un individu, car pour ce qui regarde la question que nous traitons, elle peut passer à côté de la vérité ou la méconnaître.

Comment voulez-vous que l'enfant, le jeune homme possédant un corps malingre ou souffreteux puisse se livrer à des travaux intellectuels ? votre instruction n'a plus sa raison d'être. Développez son corps, fortifiez sa vitalité, et vous augmenterez ses facultés. Le but que nous poursuivons, c'est de mettre un esprit sain dans un corps sain et l'enseignement trouvera pour le recevoir un terrain tout préparé.

Les travaux remarquables du docteur Nyssens arrivent à propos pour mettre en évidence cette vérité confirmée par l'exemple du peuple japonais lequel, de l'état quasi sauvage a passé, dans une période très courte, cinquante ans environ, maître dans toutes les branches de l'activité humaine et de la civilisation. On arrive facilement à développer la vitalité de l'esprit en augmentant l'énergie du corps par une méthode rationnelle et l'exclusion de tout excitant.

Vous avez par exemple un enfant d'intelligence moyenne mais enclin à la paresse, d'un caractère hargneux et prompt à se mettre en colère.

Il existe chez lui un état physiologique peu ordinaire.

Il y a disposition morbifique inhérente à cette alimentation viande et boissons fermentées, les deux se prêtant leur mutuel concours. Le système nerveux n'est pas stable et il se sent tirailler à droite et à gauche, l'état intellectuel s'en préoccupe et s'en ressent. Il faut bien vous persuader que ces poisons que vous absorbez d'une façon si insouciante sont charriés par notre sang dans toutes les parties de nos organes et peuvent occasionner à notre cerveau cet engourdissement des facultés intellectuelles que l'on prend pour de la paresse.

Soumettez-le à une alimentation hygiénique, vous le verrez croître en santé, force et intelligence.

Mais comme le dit très à propos le docteur Nyssens, pour progresser il est indispensable de rompre avec les anciennes erreurs et de former de nouvelles habitudes. Pour augmenter nos forces nous devons exercer un contrôle sur nous-mêmes, et si la nature dirige l'homme à l'aide de sensations de joie et de peine, il doit se soumettre à ses lois, il doit éviter la peine et poursuivre le plaisir (1) ; il doit pratiquer

(1) Contentement que nous ressentons au contact de la joie ou d'une bonne action.

la tempérance afin de s'assurer la possibilité de goûter la joie la plus parfaite.

Pour arriver à un résultat appréciable il faut suivre cette règle immuable et l'écrivain Tolstoï dit en parlant de la viande qu'elle ne sert qu'à développer des instincts bestiaux, la lubricité et l'incontinence :

N'est-il pas carnivore cet apache qui sans provocation aucune plante traitreusement son couteau entre les épaules d'un passant inoffensif qui marche devant et au juge qui lui demande la cause, il répond : C'était pour voir du sang.

Toute la question criminelle arrive à se résoudre par cette phrase : Le sang appelle le sang.

Voyons dans l'espèce animale quels sont les amis et les ennemis de l'homme : nous trouvons le cheval, le dromadaire, l'éléphant qui nous fournissent la preuve d'un caractère pacifique et laborieux. Ils sont herbivores et sont les êtres les plus forts de la création. Au contraire, le tigre, l'hyène, le loup aiment une nourriture sanglante et sont les plus féroces. Incapables d'un effort continu : ils ne sont aptes qu'à produire le bond qui leur fera attraper leur proie.

## DE L'INFLUENCE DE L'ALIMENTATION AU POINT DE VUE ÉCONOMIQUE

Cette influence n'est pas moins grande au point de vue économique.

La question économique prend une importance toute particulière à notre époque où toutes les denrées augmentent et principalement la viande et les boissons.

Que de personnes se donnent un mal inouï pour arriver à résoudre cette question capitale : l'achat alimentaire, car plus leurs ressources sont légères, plus lourde est la dépense afférente à la nourriture et y occupe une place proportionnellement plus considérable.

Si vous voulez, faisons un tour de marché et ouvrons le panier d'une de ces mères de famille qui dépense deux fois par semaine la somme de six francs en achats se composant invariablement de viande, poisson, épices, café, thé, boissons fermentées et alcooliques. Econome par nature, elle a marchandé, soupesé, flairé et n'a payé qu'après s'être rendu bien compte qu'elle en a pour son argent. Voyons si elle ne s'est pas trompée et portons le contenu à l'analyse. Elle nous accuse, comme on a déjà pu se rendre compte au tableau cité plus haut, une masse inerte de nourriture, de l'eau, des corps gras, des sels minéraux en petite quantité. Pour l'ouvrier, le travailleur manuel, nous ne découvrons presque pas d'hydrates de carbone. Pour les boissons, ainsi que le café, le thé et les épices, beaucoup d'excitants gare aux nerfs et à la mauvaise humeur. Donc pour acheter cette nourriture qui ne devrait pas porter le mot alimentaire, vous avez été obligée d'abord de vous pincer le nez très fortement si vous avez l'odorat un peu sensible, ensuite d'élargir les cordons de votre bourse à la rendre plate comme une galette.

Voyons l'autre cas : la ménagère commence à ne prendre que la somme de deux francs qui va lui suffire amplement à faire tous ses achats de céréales, légumes, salades et s'offre à l'occasion des fruits savoureux, même des pêches ou du raisin de choix. Avec cette dépense elle a, sans aucune comparaison avec le premier achat, beaucoup plus de ressources alimentaires et à l'inverse de l'autre, elle ne servira ni à ses enfants ni à son mari de ces plats ou de ces boissons sur lesquels devrait être écrit : Défense de toucher, ceci est un poison.

Que doit produire dans une famille d'ouvriers cette somme de quatre francs économisée deux fois par semaine. Vous avez chassé la gêne de chez vous et vous y avez introduit le bien-être corporel et intellectuel : le vêtement et le linge propre, la lecture, la promenade du dimanche ont fait place à cet état d'abrutissement qui arrive à engourdir les meilleures volontés.

A côté de ces avantages, ce qui surprend le plus dans cette alimentation, c'est la petite quantité de nourriture dont se contente celui qui en fait usage. C'est parce que ce régime nourrit et soutient bien plus que l'alimentation carnée. Je cite un exemple :

Relevant de maladie et par un temps inclément de neige et de verglas, j'ai fourni une preuve d'endurance et de vigueur sur un chemin parcouru, 20 kilomètres environ, qui, s'il s'était prolongé, m'aurait procuré le plaisir de *semer* en route, nombre de ces toujours assoiffés, ayant la panse bien garnie avant de se mettre au travail, arrivent au but à l'état de loques.

Pour obtenir ce résultat, sans fatigue et dispos, il nous faut une valeur alimentaire journalière de quatre à cinq pommes de terre de moyenne grosseur, des céréales en petite quantité, du pain complet, un potage ou une soupe aux légumes, des fruits et de l'eau. A ce moment vous vous rendrez compte de la vérité de ce que j'avance. Vous vous demanderez comment il peut exister de ces individus, qui insistent, qui cherchent à ébranler votre fermeté, pour partager avec eux leur triste plaisir et ne comprennent votre abstinence pour tous ces poisons.

« Ils ont des yeux et n'y voient pas » dit l'Evangile.

C'est leur cas. Non, ils ne veulent pas se rendre compte que parmi eux se trouvent tous les anémiés, les tuberculeux, les bouffis d'alcool, ceux, toujours sous pression, menacent d'éclater au moindre choc, toutes les misères, toutes les maladies. Ils ont un bandeau devant les yeux, bandeau soigneusement maintenu par une science féroce et cupide.

Ils voudraient vous faire partager ces mets, cette boisson et nous assistons impuissants à ceci : voir que chaque bouchée, chaque gorgée qu'ils introduisent dans l'organisme est un pas vers le néant. Ils ont immolé un animal inoffensif, croyant s'assimiler sa force musculaire ; mais l'agonie passée, il ne reste plus rien qu'un cadavre qui entre en décomposition et qui est formé de matières innommables. Ils ont la même mentalité que ce sauvage qui dévore le cœur du lion qu'il a tué croyant incarner en lui la force et le courage.

Vous voulez nous prouver que ce mot « viande » est synonyme de force et santé. Mais nous savons par l'expérience de tous les jours que cette viande c'est de la véritable graine à souffrances, qu'elle accuse zéro au dynamomètre des forces musculaires.

Vous ne voyez donc pas que vous vivez en marge du bon sens, que vous lui tournez le dos. La conformation des organes de l'être humain indique qu'ils ne sont pas crées pour supporter cette surcharge que vous leur imposez tous les jours et ils ne donnent le grand maximum de durée et de rendement qu'à celui qui se rapproche le plus de l'état assigné par la nature. L'exemple frappant de ceux qui n'en font pas usage, indique qu'il doit se soumettre à ces lois ; vous, vous composez un régime spécial dont la résultante empoisonne votre organisme et vous conduit tout droit à la maladie, à la douleur et à la mort.

Retirez donc ce bandeau qui vous aveugle d'une façon si néfaste ; jetez un coup d'œil dans ces salles d'hôpitaux et de cliniques : toutes les places sont prises et retenues d'avance ; elles sont bondées de vos opérés, mâles et femelles, ayant tous le ventre ouvert et les entrailles au vent, maudissant leur ignorance et jurant un peu tard contre leur gourmandise. Ils prétendent aussi vivre dans un air confiné et surchauffé au milieu de rideaux et de tentures, mais c'est toujours la mort que vous respirez et ils arrivent à en avoir une telle peur qu'ils la voient partout : elle empoisonne leur existence.

Rien de surprenant d'entendre dire par les peuples d'Orient « *Que le mangeur de viande sent le cadavre.* »

## IDÉALITÉ DU TEMPÉRANT

La nourriture que nous prenons est tout opposée. Les plantes et les fruits qui en forment la base ont été chauffés au soleil et se développent grâce à son heureuse influence, et nous apportent intégralement leurs principes nutritifs et fortifiants que la nature a mis en eux au plus haut degré.

Nous voulons de l'air, mais de l'air pur que l'on respire aux champs ou à la mer ; nous voulons cette propreté qui arrive à faire mentir ceux qui sont venus dans notre pays étudier nos mœurs et nos coutumes et s'en retournent chez eux avec une piètre idée des gens soi-disant civilisés.

Le jour où nous sommes devenus des tempérants, nous avons acquis deux fois plus de force, de santé et d'endurance ; nous avons aussi doublé la joie, le plaisir et la bonté et nous nous sommes emparés de l'idéal bonheur que tout être humain a droit de posséder. Que les rôles ne soient donc pas intervertis, pas de fausse pitié malsaine de votre part ; merci de vos offres, faites en sorte de vous tâter le pouls avant de juger la santé des autres. Et nous, nous écoutons la voix de la raison ; elle nous suffit.

En posant le problème ayant pour but, d'abord le bien-être, ensuite la prolongation de la vie, nous n'avons jamais eu la pensée de vous offrir une existence de trappiste avec toutes ses abnégations des joies et des plaisirs de la terre, mais au contraire de vous les procurer en les développant à tous, sans même avoir besoin de jeter un coup d'œil d'envie sur celui qui, le dos au feu et le ventre à table, jouissant si béatement d'une gourmande ignorance, fait vite connaissance avec toutes les dégénérescences morales et physiques de l'humanité ; il coupe, il triture et s'ingurgite le rhumatisme et la goutte, l'artério-sclérose et le cancer, le diabète et l'albumine et ne voit pas une vieillesse pleine de sénélité, car demain il ne sera qu'un gâteux.

Mais des savants consciencieux ont puisé leur science à la source de la vérité et du bon sens ; d'autres nous ont devancés et nous ont indiqué la voie. Pourquoi ne ferions nous pas comme eux ? A nous de résoudre ce problème à notre profit. Passer un siècle sur la terre paraît un miracle ; mais se sentir assez de vigueur pour épouser et aimer une femme à l'âge de 120 ans ou faire la cour à une jeune fille à 130 ans, voilà de quoi faire réfléchir plus d'un jeune amateur de boulimie et de petits verres. A eux de faire leur examen de conscience et comme ce pêcheur repentant qu'ils disent : « Par ma faute ». Convertis, vous retrouverez cette force et cette santé.

La longévité et la vigueur de Thomas Parr et autres résidaient dans cet élixir de longue vie qui est la sobriété absolue.

## UNE LUEUR D'ESPOIR APPARAIT A L'HORIZON

Devant ce flot toujours montant de malades qui

encombrent les hôpitaux et les asiles, sous la poussée des plaintes bien compréhensibles de tous ceux qui souffrent mais à qui malheureusement manque cette énergie nécessaire pour faire percer la voix de leurs espérances déçues, il semble que nos dirigeants laissent entrevoir qu'ils entendent un gémissement, un murmure.

Aussi voyons nous les pouvoirs publics accorder sur la liquidation générale des loteries une somme de trois millions à une société appelée, j'en suis persuadé, à poursuivre un très noble but. Si elle arrive à supprimer les causes, l'effet cessera. Comme elle doit s'occuper de l'alimentation, elle ne va sans doute pas reconstituer ces somptueux festins d'autrefois où les cervelles de paon, les langues de phénicoptères et les talons de jeunes dromadaires se pressaient sur les tables (1). Les temps ne sont plus où un important personnage de l'époque dépensait 30,000 francs par jour pour sa table, et où un autre non moins important personnage coûtait à l'Etat, et pour un repas, la bagatelle de huit cent mille francs.

Ces mots seraient en contradiction avec son titre qui exige une nourriture saine, pratique et économique ; ce qui n'était pas le cas de ces romains de l'empire dont un écrivain, en parlant d'eux, nous dit : On voyait les convives abandonner tour à tour la même table, car ils mangeaient pour v. . . . r ils v. . . . t pour manger.

Cette noble tradition se continue de nos jours,

(1) H. C.

mais sous l'effet de la boisson. Je crains fort que cette *Société scientifique d'hygiène alimentaire et rationnelle de l'homme* — il faut bien l'appeler par son nom — n'arrive comme les carabiniers d'Offenbach: Trop tard.

Il y a beau jeu qu'en Angleterre, en Allemagne et dans d'autres pays le problème a été posé et se résout d'une façon pratique. Il me semble qu'en France une société (1) s'est occupée aussi de cette question importante et sans réclame tapageuse l'a résolue au profit de ses membres. Car il est une vérité indéniable, démontrée en plein jour, un axiome toujours vrai, visible partout et dans tous les pays du monde : c'est que l'alimentation carnée avec tous ses dérivés et les boissons fermentées et alcooliques ne peuvent faire partie d'une nourriture Saine, Rationnelle et Hygiénique. Autant chercher le mouvement perpétuel ou démontrer la quadrature du cercle que de s'écarter de cette véritable voie.

Qu'elle emploie donc cette somme si considérable qu'elle paraisse être à redresser l'erreur, le faux jugement que le monde porte sur une chose, pourtant essentielle : l'alimentation. Elle aura bien mérité de l'humanité.

Surtout qu'elle ne nous réédite pas les séances de ce Congrès qui, tenu à Paris au mois d'Octobre 1909 et sous les auspices officiels, nous a présenté une sauce à laquelle devraient être condamnés à goûter jusqu'à la fin de leur existence tous les mem-

(1) Société végétarienne de France.

bres de la majorité de cette assemblée gastronomique. Et pour vous édifier je vais vous donner la nomenclature, autorisée pour la consommation mais S. G. D. G. :

*Sulfate de cuivre — Erythrosine — Rhodamine — Bordeaux S — Nouvelle coccine — Rouge Solide E — Bordeaux G — Ponceau 2 R — Ecarlate de Xylidine — Fuschine acide — Fuschine Orange I — Jaune de Naphtol S — Chrysoïne — Auranune O — Vert acide — Bleu de Lyon — Bleu patenté — Violet de Paris — Violet acide — Acide tartrique — Carbonate d'ammoniaque.*

La question de l'acide sulfureux et des essences artificielles a été réservée. Autorisés : l'acide citrique, l'acide malique et sans doute l'acide pur.

L'emploi des fleurages tels que la sciure de bois, de l'alun et du talc dans la boulangerie et la pâtisserie a été interdit, rejetée aussi la formule 100 H $O^7$. La gélatine en confiserie a été acceptée et tant mieux si nos estomacs acceptent toutes ces mixtures.

Je crois qu'il est difficile de se moquer du public d'une façon plus grotesque ; c'est de la véritable comédie qui frise le cynisme et arrive à une déformité indéniable de la mentalité humaine. Il ne serait peut-être pas trop indiscret de savoir si les trois ou quatre douzaines d'hygiénistes qui ont déclaré comestibles tous ces ingrédients ne seraient pas appelés par métier, d'abord à empoisonner leurs semblables, ensuite à les désintoxiquer contre espèces sonnantes et trébuchantes

« Faisons remarquer que dans cette réunion

« « d'hygiénistes » il s'est trouvé une minorité, il
« est vrai, mais au moins une *minorité de bon sens*,
« et parmi les écrivains qui se sont joints à elle, je
« citerai M. Henry Maret, l'éminent collaborateur
« au *Journal* qui retire ses compliments qu'il avait
« adressés au début du Congrès de l'aliment pur, et
« il nous montre qu'un assistant fut hué pour avoir
« protesté dans la salle des séances contre l'admis-
« sion de certains ingrédients.

« — Qui êtes vous? lui dit on.

« — Je suis, répondit-il modestement, un con-
« sommateur.

« On lui fit comprendre que le travail ne se fait
« point dans l'intérêt des *consommateurs* mais dans
« l'intérêt des *fraudeurs*.

« Ces Messieurs auraient du le dire tout de suite.
« On ne s'y serait pas mépris.

« Les consommateurs sont, comme les contribua-
« bles, quantité négligeable. On ne se réunit pas
« pour leur faire du bien, mais pour trouver façon
« honnête de les exploiter.

« Si l'on voulait sincèrement définir l'aliment
« pur, il n'y avait qu'à décider qu'on ne devait y
« rien mêler du tout. »

## PRINCIPE IDÉAL

Le principe dont il est parlé plus haut, faisant ses preuves tous les jours n'est pas comme on le croit à tort trop souvent un régime alimentaire basé sur l'emploi exclusif des végétaux ; d'aucuns pensent que « brouter une feuille de chou, sucer une carotte, grignoter une noix » comporte tout l'idéal de la vie du tempérant.

Détrompez-vous. C'est tout un système rationnel conforme aux lois de la nature, destiné à nous rendre forts et robustes ; Et si le moribond qui voit disparaître dans cet abîme de néant et de mort : son bonheur, ses espérances, sa santé et sa vie, s'adresse à lui, il le remet dans la bonne voie, en refait un homme. De l'être bien portant il doit en faire l'égal d'un dieu.

Voyons ce qu'en pense le docteur G. Danjou.

« Il résume dans un ensemble harmonieux et homogène, scientifiquement établi, minutieusement contrôlé par l'expérience et la pratique, la réunion intelligente et raisonnée de tous les moyens naturels propres à maintenir constamment l'être humain dans l'état d'équilibre vital le meilleur, en un organisme le plus tonique, le plus puissant, le plus beau.

Si les générations s'appliquent à l'utiliser avec esprit de suite, il doit nous donner dans une humanité régénérée, et elle en a besoin, l'être le plus fort, le plus équilibré, le plus humain que la terre ait jamais vu. »

*« Appréciations du docteur A. Haig sur la plus haute évolution de l'homme »* (1).

L'homme ne souffre que par sa faute et la plupart de ses maladies, sont simplement le résultat de l'empoisonnement alimentaire, c'est-à-dire de l'ignorance et de la folie.

(1) Traduit de l'anglais par M. L. Michaud.

Mais de l'ignorance et de la souffrance peut naître le savoir, et du savoir, la possibilité d'une vie meilleure et plus heureuse. Ainsi « le mal n'est que du bien en formation ».

Par une alimentation naturelle, en quantité normale, sans gourmandise, nous acquérons le contrôle de notre corps et de nos passions, au lieu d'en être les esclaves, et nous nous rendons capables de les surmonter, d'atteindre aux plus hautes aspirations de la vie. Ainsi, le corps et l'intelligence deviennent de meilleurs instruments pour l'esprit qui habite en nous et qui doit être l'esprit d'amour.

L'univers est fondé sur l'amour ; les nations qui courent à leur ruine périssent parce que leur existence est en contradiction continuelle avec cette loi de l'amour, car l'égoïsme et la rapacité sont l'antithèse même de l'amour, tandis que l'amour le plus élevé se trouve chez celui qui est prêt à sacrifier tout dans l'intérêt de la vérité, laquelle sauvera son prochain de la misère et de l'infirmité.

Le régime alimentaire gouverne la circulation par tout le corps. Ce fait est visible et tangible ; contrôler la circulation c'est contrôler l'intelligence, car l'intelligence est une fonction du cerveau, et le cerveau pour pouvoir fonctionner est à tout moment tributaire de l'irrigation sanguine.

Une circulation générale défectueuse produit une fatigue mentale et physique toujours croissante, tandis qu'une bonne circulation résultant d'un régime naturel fait bientôt disparaître de telles fatigues.

Des « accès » de mauvaise circulation produisent

des « accès » de mauvaise humeur et d'égoïsme, et cela est maladie.

Si l'homme ne s'applique qu'aux choses vulgaires il ne pourra atteindre aux plus élevées ; s'il se contente de la vie animale, il restera dans l'animalité. Mais s'il participe à tout ce qui s'ouvre devant lui de plus élevé, il deviendra comme un être supérieur dans ce monde et, pour lui aussi tout ce qui est bon deviendra possible.

Nous commençons maintenant à voir que toutes les misères, les douleurs humaines ne sont que le résultat d'un déchaînement de haine et de destruction et qu'en définitive, l'ignorance de ce fait a été la cause de toute souffrance.

Il y a trente ans, nous n'avions aucune connaissance sur la manière dont se produisent tous ces maux, ni d'où proviennent ces souffrances, ces soi-disant « maladies » cette dépravation mentale et morale, cette léthargie intellectuelle. Nous savons aujourd'hui qu'elles sont une réaction de la nature contre l'esprit de haine et de destruction et que l'amour, cette force, ce pouvoir omnipotent caché derrière les choses que nous voyons, n'a jamais été impunément outragé.

Mais d'autre part, l'amour n'est pas seulement la pierre angulaire de l'univers, c'est la vie elle-même, hors de lui, la vie n'est pas possible.

Le régime naturel à l'homme ne nécessite aucune cruauté, ne contient aucun poison. Lorsque les hommes auront une fois pour toutes parfaitement compris que ceux qui détruisent la vie d'autrui provoquent toujours suivant une loi immuable leur propre ruine ; il n'y aura plus ni souffrance ni destruction sur la terre.

Depuis que je suis arrivé à la compréhension de cet axiome j'ai senti que ceux qui refusent de s'alimenter des produits du sang ont été guidés par le pouvoir de la raison. Le soleil de l'univers se lève au-dessus de cet idéal principe, comme pour l'éclairer, le réchauffer de ses vivifiants rayons et ceux qui l'adopte suivent un sentier qui conduit à toute vérité.

La vérité que les hommes ont le plus besoin de connaître aujourd'hui est que toute vie est *une* et sa source *une*, que toute activité cruelle et égoïste est non seulement vaine mais destructive et que le bien, le beau dans leur ensemble sont les seules choses qui se perpétuent invariables à travers le temps.

Et termine en vous souhaitant :

*Good health! and live always young?*

---

# CONCLUSIONS

A ceux qui souffrent : Ne dépensez en tout et pour tout que la valeur de deux liards de bon sens et de jugement, rejetez ce fataliste qui vous aveugle et vous empêche de raisonner. Rompre complètement avec les anciennes habitudes les anciens errements, n'introduire dans l'organisme aucun poison, aucun toxique, s'abstenir de nourriture carnée, de boissons fermentées et alcooliques. N'absorbez aucune drogue, la santé reviendra plus vite et la bourse ne sera pas allégée.

Car il faut bièn envisager les deux cas qui se présentent, sous une toute autre forme que celle dont on à l'habitude de les apercevoir :

Le malade est sauvé et c'est l'homme de l'art qui en a fait le miracle ou il disparaît et la cause en est imputable à la maladie. Double erreur !

Neuf fois sur dix, le patient ne meurt pas de sa maladie, encore moins d'inanition. Il est tué, il succombe estomaqué sous la trop grande abondance de toute cette ânerie si chère à son entourage et à cette alchimie, qui consiste en ces fortifiants, vins, bouillon, tisanes, jus de viande, drogues, etc. etc. et qu'on s'applique d'une démence façon à lui faire ingurgiter de force ou de bon gré.

S'il guérit et tout malade qui n'a pas atteint l'extrême limite assignée par la biologie, peut le faire, il ne le doit en ce cas qu'à sa vitalité qui a triomphé et de la maladie et d'un défaut de savoir. A vous d'augmenter cette vitalité. Pour cela évitez tout ce qui à nom « Excitant ».

La nature a eu soin de mettre à la portée de tous, ses remèdes ; ils ne portent point de noms ronflants, d'étiquettes multicolores, mais dans les céréales, vous trouverez toute la gamme des fortifiants, et des rafraîchissants qui peuvent contenter les plus difficiles.

A ceux croyant posséder une bonne santé, prétendent ne pas avoir le temps d'écouter la voix. de la raison, vous espérez en faisant la sourde oreille vous défiler par la tangente, vous soustraire aux lois immuables de la nature? N'avez-vous pas les mêmes organes, les mêmes nerfs? Le même liquide rouge circule dans vos veines et cette même source de la vie qui s'opère dans la trituration des aliments n'est-elle pas la même pour tous ?

Sans commettre d'excès vous renouvelez journellement la même faute que ces milliers de malades qui hurlent à la douleur et fatalement vous travaillez pour arriver au même résultat.

Rendez-vous compte et vous en savez le pourquoi: De nos jours l'être humain à l'âge de 25 ou 30 ans est moins vigoureux, plus apte à la maladie que l'homme d'autrefois à 60 ans.

Mais si vous ressentez un malaise difficile à définir, qui peut se prolonger et se renouvelle, n'hésitez pas. Adressez-vous pour une fois au dispensateur de la « Santéee en bouteilles » et faites faire l'analyse des urines, vous y lirez à livre ouvert l'état de votre santé, car vous avez trois ennemis à connaître et à combattre : l'acide urique, l'albumine et le diabète ce sont les bienfaits que nous octroie d'une façon toute gratuite l'alimentation carnée.

Avec la meilleure volonté de faire la nique en tirant la langue ou en vous tâtant le pouls, vous auriez de grandes chances de passer à côté de la vérité.

Et pour que vous puissiez approfondir d'avantage cette vérité rien ne vous empêche de lire, de consulter les ouvrages des docteurs naturistes : G. Petit, J. Grand, Pascault, C. Cornet, F. Schaer, Nyssens, H. Collière et des professeurs Hoffmam et Lefèvre et de beaucoup d'autres dont les noms échappent à ma mémoire. Ils sont d'un prix bien abordable et peuvent varier de six sous à 1 fr. 50. Ils n'ont aucune prétention de vous apprendre le grec et le latin, ils sont écrits en notre langue, sans formule cabalistique, pas de charlatanisme, pas d'invocation à Jupiter encore moins à sa femme, ils ne promettent rien, mais accordent toujours plus que ce que l'on peut espérer.

Leur science est mise au service de la nature ; le résultat : la Santé, la joie de vivre accompagnée du bonheur et de la félicité.

Ils ne parlent pas d'opérations, de bistouri. Cet instrument relégué au musée des temps barbares, ne servira accidentellement qu'à ouvrir cette tumeur purulente, à mettre au grand jour cette plaie cet abcès qui a nom : médication. Et quand plus tard, par une éducation rationnelle, le bon sens et la clairvoyance auront repris leurs droits, nos petits enfants se demanderont avec effroi, comment leurs ancêtres venus sur la terre pour jouir de la vie ont pu vivre et mourir dans la douleur.

Mais il ne sera pas dit que ce siècle de soi-disant lumière et de progrès sera pour nous une période de ténèbres, de souffrances et de misères.

Montrons que nous sommes libres et non esclaves de vains préjugés. Si le pouvoir de créer a été donné à l'homme, il a aussi le devoir de se montrer à la hauteur de sa tâche et de sa compagne, cette dernière, apôtre de la tempérance, n'a-t-elle pas reçu en partage les dons de fermeté et de vouloir ;

Ce que femme veut Dieu le veut et

**Vouloir c'est pouvoir.**

. . .

. . .

. . . . L. D.

. . . .

. . . . . .

1er Octobre 1910.

# Table des Matières

PREMIÈRE PARTIE



SECONDE PARTIE





Imprimé par l'auteur Montebourg (Manche)

# ERRATA

Page 18, lire indignement au lieu de dignement.

Page 32, lire soient plus forts au lieu de soient forts.

Page 39, à intercaler entre la 17$^{e}$ et 18$^{e}$ ligne.

Cette question boisson est capitale pour le bien-être de la vie.

Une personne nous écrit que depuis quelques mois, faisant usage d'eau aux moments de la soif, à l'exclusion de toute autre composition, le résultat ne s'est pas fait attendre. Le rendement intellectuel et la santé du corps se sont accrus d'une façon très sensible. Elle arrive à se demander comment a-t-elle pu vivre si longtemps dans l'ignorance d'une vérité simple, mais dénaturée à plaisir par l'égoïste des goinfres et la cupidité des humains.

Par les annotations (1) page 30 et (2) page 35, loin de nous a été la pensée de vous recommander l'emploi d'eau contaminée.

Faisant usage de l'alimentation ordinaire, votre organisme n'a pas la résistance voulue pour lui introduire impunément des germes infectueux. C'est donc de l'eau potable que vous devez lui accorder.

Le lecteur voudra bien montrer son indulgence pour ces errata.

L'auteur ayant été obligé aussi de se faire l'arti san manuel de sa brochure.

La raison en est des plus simple.

Si dans certains pays les trains circulent sous l dénomination peu poétique de *tue bêtes*, nous avon nos *Tue-Tout* qui encombrent les plus petits en droits, font partie d'un syndicat répandant la terreur lequel anesthésie à son gré :

L'écrivain et le journaliste. L'imprimeur et sa ma chine. Les poux et les punaises. Les puces et le scorpions !

Tous, à ce mot diabolique : mordent la poussière se signent dévotement et implorent *Allah !*

Votre serviteur insensible à la peur et à tout frayeur, n'a eu qu'un but en écrivant ces pages :

Dire un mot d'espérance et de certitude à ceux qu souffrent ! Faire entrevoir un idéal principe mis la portée des humbles, des malheureux !

A tous : *la Vérité !*

Oui cette vérité toute crue *(non à la façon de cett viande ordonnée hier saignante, aujourd'hui commandée ex tra grillée)* qui crache son mépris à la face de cett grotesque ignominie du XX^e siècle. Toute amalgamée de niaiserie, d'erreur, de turpitude, d'ignorance et de cupidité, officiellement contrôlée, savamment dosée et sciemment administrée aux malades.

Cette vérité, opposée à celui que le seul mot douleur d'autrui fait détourner le regard et provoque un frisson ; mais pour ceux qui ont connu la peine, la souffrance.

A EUX DE S'INSCRIRE EN FAUX ?

www.ingramcontent.com/pod-product-compliance
Ingram Content Group UK Ltd.
Pitfield, Milton Keynes, MK11 3LW, UK
UKHW020346180726
13839UKWH00002B/937